VIVRE EN FORME & FORT

Vol. 1

*Exercices D'étirement Pour Soulager La Douleur,
Améliorer La Posture Et Restaurer La Flexibilité
Des Personnes Âgées De Plus De 70 Ans*

DR. THOMPSON CLARK

Tous droits réservés.

Aucune partie de cette publication ne peut être reproduite, distribuée ou transmise sous quelque forme ou par quelque moyen que ce soit, y compris la photocopie, l'enregistrement ou d'autres méthodes électroniques ou mécaniques, sans l'autorisation écrite préalable de l'éditeur, sauf dans le cas de brèves citations incorporées dans les critiques critiques et certaines autres utilisations non commerciales autorisées par la loi sur le droit d'auteur.

Droits d'auteur © Dr. Thompson Clark, 2024.

TABLE DES MATIÈRES

À PROPOS DE L'AUTEUR

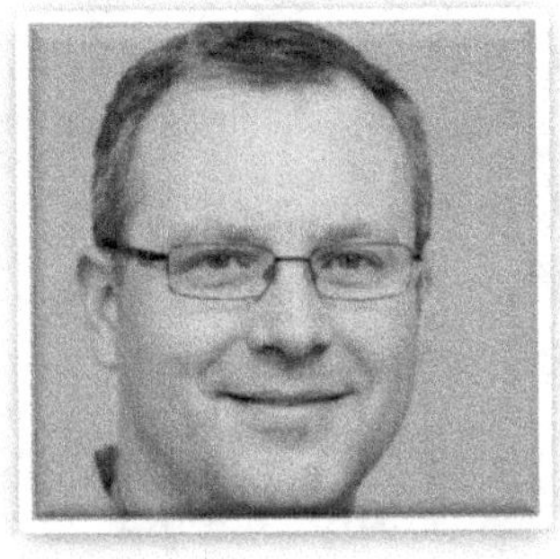

Dr. Thompson Clark est un physiothérapeute chevronné et un spécialiste des soins gériatriques avec plus de 30 ans d'expérience dans l'amélioration de la vie des personnes âgées. Le Dr. Clark, spécialiste de la mobilité, de la flexibilité et du traitement de la douleur, s'est imposé comme une figure respectée dans le domaine de la santé des personnes âgées, plaidant en faveur d'approches non invasives qui aident les personnes âgées à préserver leur liberté. Son désir d'aider les aînés à rester actifs et en bonne santé l'a amené à créer des routines d'étirements simples et adaptées à leurs besoins spécifiques.

La scolarité du Dr. Clark comprend un *Doctorat en physiothérapie (DPT)* avec un accent sur les soins gériatriques. Au début de son travail, il a remarqué un vide dans les soins de santé aux personnes âgées : l'exercice et la mobilité étaient souvent négligés au profit des médicaments ou de la chirurgie. En réponse, il a développé des programmes individualisés pour gérer la douleur chronique, la flexibilité et la posture, permettant aux personnes âgées de mener une vie satisfaisante et sans douleur. Sa méthode met l'accent sur l'importance d'exercices simples et efficaces que chacun peut entreprendre, quel que soit son niveau de forme physique.

En tant qu'auteur, le Dr. Clark a beaucoup écrit sur la santé et le bien-être des personnes âgées, simplifiant ainsi des concepts médicaux complexes pour ses lecteurs. Ses livres et articles mettent en évidence les bienfaits des étirements et du mouvement pour les personnes âgées, fournissant des recommandations pratiques que les personnes âgées peuvent adopter dans leur routine quotidienne. Ses écrits ont un public dévoué en raison de sa capacité à expliquer des informations sur la santé sans compromettre la profondeur ou l'exactitude.

En plus de sa pratique professionnelle et de ses écrits, le Dr. Clark est un éminent défenseur du bien-être mental et émotionnel des personnes âgées. Il intègre des techniques de pleine conscience et de relaxation dans ses séances d'étirement, qui aident les personnes âgées à gérer le stress et l'anxiété tout en améliorant leur santé physique. Son approche holistique met l'accent sur le lien entre l'esprit et le corps, encourageant les aînés à veiller aux deux aspects de leur bien-être.

Le Dr. Clark est actif dans sa communauté, offrant des ateliers gratuits et des initiatives de bien-être aux personnes âgées, en particulier dans les régions pauvres. Son dévouement à garder les personnes âgées actives et en bonne santé s'étend au-delà de sa carrière professionnelle, alors qu'il continue de former les travailleurs de la santé et de promouvoir des programmes de

bien-être qui permettent aux personnes âgées de vivre leur
meilleure vie.

INTRODUCTION

Le vieillissement est un aspect merveilleux et naturel de la vie. L'âge apporte la sagesse, l'expérience et, dans de nombreux cas, un changement de priorités, la santé et le bien-être priment. Cependant, au fil du temps, de nombreuses personnes âgées ressentent des limites physiques telles que des raideurs articulaires, une diminution de la flexibilité et l'apparition de douleurs persistantes. Bien que ces symptômes puissent sembler inévitables, ils ne doivent pas nécessairement définir votre vie future.

La vérité est que votre corps est capable d'une résilience et d'une renaissance remarquables, même à 70 ans et au-delà. Vous pouvez contrôler ou même éliminer l'inconfort, retrouver de la flexibilité et améliorer la posture grâce à des mouvements délibérés et des étirements constants. Plus important encore, les étirements peuvent vous aider à rester actif et indépendant, vous permettant ainsi de participer aux activités que vous aimez. *« Vivre En Forme & Fort Vol. 1 : Exercices D'étirement Pour Soulager La Douleur, Améliorer La Posture Et Restaurer La Flexibilité Des Personnes Âgées De Plus De 70 Ans »* se veut un guide pratique pour un mode de vie plus sain et plus mobile.

Maintenir la flexibilité devient encore plus important à mesure que nous vieillissons. Les articulations se raidissent, les muscles se contractent et la mobilité générale diminue, ce qui rend les tâches quotidiennes plus difficiles. Des tâches comme se pencher pour ramasser quelque chose, sortir du lit et même marcher peuvent devenir difficiles si la mobilité n'est pas maintenue régulièrement. La flexibilité ne se limite pas à rester physiquement actif ; cela a un impact significatif sur la santé globale, affectant tout, de la posture et de l'équilibre à la gestion de la douleur et à la prévention des blessures.

Les personnes âgées sont particulièrement préoccupées par le risque accru de chutes, qui peuvent entraîner des blessures graves. Des étirements réguliers peuvent aider à réduire ce risque en améliorant l'équilibre et la posture, en gardant votre corps fort et stable. Les étirements maintiennent également la souplesse de vos muscles et de vos articulations, réduisant ainsi le risque de tensions musculaires et de raideurs articulaires, qui peuvent toutes deux entraîner des douleurs chroniques. En termes simples, plus vous êtes flexible et mobile, plus vous pouvez profiter de la vie sans ressentir les inconforts qui accompagnent généralement le vieillissement.

Ce livre comprend une variété d'exercices d'étirement conçus exclusivement pour les seniors. Ces exercices sont conçus pour s'adapter à différents niveaux de flexibilité et de mobilité afin que tout le monde, des débutants aux experts, puisse en bénéficier. Que vous souhaitiez commencer votre journée par de doux étirements matinaux ou la terminer par des positions apaisantes, ce livre a quelque chose pour tout le monde.

Vous vous demandez peut-être comment une chose aussi simple que des étirements peut apporter un changement aussi important à votre corps. La réponse réside dans la manière dont les étirements affectent vos muscles, vos articulations et vos tendons. Les étirements allongent vos muscles, ce qui aide à soulager le stress et les tiraillements. Cette amplitude de mouvement accrue minimise la tension articulaire et peut atténuer la douleur liée à la raideur.

Les étirements stimulent également le flux sanguin vers les muscles, leur fournissant de l'oxygène et des nutriments qui facilitent la guérison et réduisent l'inflammation. Ceci est particulièrement utile pour les personnes âgées qui peuvent souffrir d'arthrite ou de maux de dos. Des étirements réguliers peuvent aider à gérer ces maladies en gardant les muscles flexibles et les articulations lubrifiées, réduisant ainsi la raideur et l'inconfort.

Les étirements ont l'avantage supplémentaire de libérer des endorphines, qui sont des analgésiques naturels produits par le corps. Les étirements stimulent la libération d'endorphines, ce qui peut aider à soulager la douleur et à améliorer l'humeur. Les étirements sont donc une technique à la fois physique et mentale qui peut vous aider à vous sentir plus détendu et moins anxieux.

Une bonne posture est importante pour la santé globale, mais de nombreuses personnes âgées ont des difficultés à y parvenir.

Une mauvaise posture est souvent causée par une combinaison de problèmes à mesure que nous vieillissons, tels que des déséquilibres musculaires, une mobilité réduite et un comportement assis ou sédentaire prolongé. Des épaules affaissées et arrondies et un cou penché vers l'avant sont tous des symptômes fréquents d'une mauvaise posture, qui peuvent entraîner des douleurs au dos et au cou.

Les étirements peuvent aider à corriger et à maintenir une bonne posture. Étirer quotidiennement les muscles qui se contractent à la suite d'une mauvaise posture, comme les muscles fléchisseurs de la poitrine, des épaules et des hanches, aidera à réaligner votre corps. Les étirements améliorent les muscles qui soutiennent votre colonne vertébrale, vous permettant de vous tenir plus haut, de marcher en toute confiance et de bouger plus librement. Dans ce livre, vous découvrirez des étirements spécifiques axés sur l'alignement postural, facilitant ainsi le maintien d'une posture saine tout au long de la journée.

Si les bienfaits physiques des étirements sont évidents, il est tout aussi essentiel de prendre en compte leurs bienfaits mentaux et émotionnels. Les étirements sont devenus une sorte de méditation pour de nombreuses personnes, leur permettant de ralentir, de respirer profondément et de renouer avec leur corps. Cette approche réfléchie du mouvement peut aider les personnes âgées à faire face au stress et aux inquiétudes, deux phénomènes fréquents à mesure que les gens vieillissent.

Le livre est divisé en deux grandes sections. *"SECTION A : LES BASES"* vous expose aux principes fondamentaux des étirements, avec des chapitres expliquant la science derrière la flexibilité, l'impact du vieillissement sur la mobilité et les avantages de l'ajout des étirements à votre routine quotidienne. Ces chapitres comprennent également des recommandations de sécurité essentielles et des mesures de protection pour vous aider à vous étirer efficacement sans vous surmener.

"SECTION B : ÉTIREMENTS SIMPLES ET FACILES POUR LES SENIORS" est une compilation d'exercices d'étirement ciblés regroupés par heure de la journée (matin et soir), activité (avant et après l'entraînement) et zone du corps (cou, épaules, dos, hanches et jambes). Chaque exercice est simple à suivre et peut être adapté à votre niveau de forme physique unique. Vous apprendrez également à intégrer les étirements dans votre vie quotidienne afin qu'ils deviennent une partie naturelle de votre routine.

À la fin de ce livre, vous disposerez des connaissances et des outils dont vous avez besoin pour concevoir un programme d'étirements personnalisé qui répond à vos objectifs de santé, qu'il s'agisse de soulager la douleur, d'améliorer votre posture ou simplement de vous sentir plus à l'aise dans votre corps. N'oubliez pas qu'il n'est jamais trop tard pour prendre le contrôle de votre santé physique. Avec de la constance, de la patience et des étirements appropriés, vous pouvez garder votre corps fort, flexible et actif jusque dans vos années d'or.

Le but de ce livre est d'encourager et de responsabiliser les seniors à donner la priorité à leur santé et à leur bien-être via des étirements quotidiens. Vous ne pourrez peut-être pas remonter le temps, mais vous pouvez vous assurer que votre avenir sera rempli de force, de mobilité et d'une vie sans douleur. *Alors prenez votre temps, appréciez le processus et rappelez-vous que chaque étirement vous rapproche d'un mode de vie plus sain et plus actif.*

SECTION A : LES BASES

CHAPITRE 1 : COMPRENDRE LES ÉTIREMENTS ET VOTRE CORPS

Qu'est-ce que l'étirement ?

Les étirements sont un élément essentiel de la forme physique et du bien-être qui implique d'allonger consciemment les muscles, les tendons et d'autres tissus mous pour favoriser la flexibilité, améliorer l'amplitude des mouvements et réduire le stress dans le corps. Il s'agit d'une pratique vieille de plusieurs siècles, considérée pour sa capacité à préparer le corps à l'exercice, à favoriser la récupération et à favoriser le bien-être général. Les étirements, qu'ils soient pratiqués seuls, dans le cadre d'un échauffement ou d'une récupération, ou dans le cadre d'un yoga ou d'autres formes d'exercice, offrent plusieurs avantages aux personnes de tous âges, en particulier aux personnes âgées.

Les étirements consistent à étendre les muscles et les articulations au-delà de leur longueur normale de repos. Ce processus encourage les fibres musculaires à s'allonger et à s'adapter au fil du temps, ce qui se traduit par une plus grande flexibilité et une plus grande efficacité des mouvements. Les étirements se présentent sous diverses formes, chacune ayant sa fonction et sa technique d'engagement des muscles. Les trois types les plus populaires sont *Étirements statiques, étirements dynamiques et étirements de facilitation neuromusculaire proprioceptive (PNF).*

B. Étirement statique

Les étirements statiques sont probablement le type d'étirement le plus connu et le plus généralement pratiqué, et ils sont fréquemment utilisés comme base pour l'entraînement de flexibilité. Cela implique de maintenir une position précise pendant une durée prolongée, généralement entre 15 et 60 secondes, pour étirer un groupe musculaire spécifique. Ce type d'étirement est particulièrement efficace pour améliorer la flexibilité et augmenter l'amplitude de mouvement (ROM), ce qui en fait un aspect crucial de tout programme d'exercice, en particulier pour les personnes âgées ou celles qui se remettent d'une blessure.

L'étirement statique consiste à étendre un muscle ou un groupe de muscles jusqu'à son point le plus éloigné, puis à rester dans cette position pendant un certain temps. Pendant ce temps, le muscle se détend et s'allonge progressivement tout en maintenant l'étirement. Ce type d'étirement est souvent passif, ce qui signifie que vous utilisez votre poids corporel ou un objet externe (comme un mur, une sangle ou une chaise) pour vous aider à maintenir l'étirement.

Il existe deux principaux types d'étirements statiques :

1. **Étirement statique actif :** Dans cette méthode, vous prenez position et maintenez l'étirement avec vos muscles, sans utiliser aucune aide extérieure. Par exemple, un étirement des ischio-jambiers debout consiste à soulever votre jambe et à la maintenir en place avec les muscles de vos jambes.

2. **Étirement statique passif :** Cette méthode utilise une force externe pour aider à maintenir l'étirement. Par exemple, lorsque vous vous penchez vers l'avant, vous pouvez utiliser vos mains pour vous enfoncer plus profondément dans l'étirement, ou vous pouvez enrouler une sangle autour de vos pieds pour approfondir la pose.

Les deux types sont efficaces, mais les étirements statiques passifs sont plus courants car ils permettent à la personne de se détendre pendant l'étirement et de cibler les muscles sans exercer d'effort musculaire supplémentaire.

Les étirements statiques sont utiles car ils allongent les fibres musculaires et augmentent la tolérance musculaire aux étirements. *Voici comment cela fonctionne au niveau physiologique :*

- **Allongement musculaire :** Lorsque vous maintenez un étirement, les fibres musculaires (en particulier les sarcomères à l'intérieur du muscle) sont doucement séparées. Au début, le muscle devient tendu à mesure qu'il combat l'étirement. Cependant, après avoir maintenu la position quelques secondes, les fibres musculaires se relâchent, permettant au muscle de s'étirer. Des étirements statiques réguliers peuvent améliorer la flexibilité musculaire en augmentant la durée de repos au fil du temps.

- **Réflexe d'étirement :** Les muscles ont un mécanisme de protection intégré appelé « réflexe d'étirement », qui les empêche de s'étirer trop rapidement. Lorsqu'un muscle est étiré, ses fuseaux musculaires (récepteurs sensoriels spécialisés) détectent le changement de longueur et alertent le système nerveux central. Cela provoque une constriction réflexive pour éviter les dommages. Cependant, en maintenant un étirement statique pendant une période prolongée, le système nerveux s'adapte et bloque cette réaction, permettant ainsi au muscle de se détendre et de s'allonger en toute sécurité.

- **Activation de l'organe tendineux de Golgi (GTO) :** Les organes tendineux de Golgi, présents dans les tendons, sont un autre type de propriocepteur qui détecte le stress musculaire. Lorsqu'un muscle est étiré sur une grande longueur, les GTO demandent au cerveau de détendre le muscle pour le protéger d'une tension excessive. Maintenir un étirement statique pendant une période plus longue peut entraîner une relaxation plus profonde et une plus large amplitude de mouvement.

- **Augmentation du flux sanguin :** Les étirements statiques augmentent le flux sanguin vers les muscles tendus, fournissant plus d'oxygène et de nutriments tout en éliminant les déchets métaboliques comme l'acide lactique. Cette augmentation de la circulation favorise la cicatrisation musculaire et réduit l'inconfort musculaire, notamment après un exercice.

Avantages de l'étirement statique

Les étirements statiques offrent de multiples avantages aux personnes de tous âges et de tous niveaux de condition physique, ce qui en fait un élément important de la santé globale et de la prévention des blessures. Certains des principaux avantages sont :

1. **Flexibilité accrue :** L'étirement statique est l'une des méthodes les plus efficaces pour augmenter la flexibilité au fil du temps. Une pratique régulière allonge les muscles et les tendons, permettant ainsi aux articulations de bouger plus librement. Par exemple, une personne qui étire quotidiennement ses ischio-jambiers peut progressivement trouver plus facile de se pencher en avant et de toucher ses orteils. Une plus grande flexibilité peut rendre les actions quotidiennes comme se pencher, atteindre et se tordre plus simples et plus confortables, en particulier à mesure que nous vieillissons.

2. **Prévention des blessures :** S'étirer régulièrement peut vous aider à éviter les blessures en gardant vos muscles souples et vos articulations en mouvement libre. Les muscles tendus sont plus sujets aux tensions et aux déchirures, en particulier lors d'un effort physique ou de mouvements rapides. Les étirements statiques aident à allonger les muscles et à améliorer la mobilité des articulations, réduisant ainsi le risque de tensions musculaires, d'entorses ligamentaires et d'autres affections musculo-squelettiques.

3. **Récupération musculaire améliorée :** Les muscles se contractent et se fatiguent fréquemment après un entraînement ou une activité physique. Les étirements statiques pendant la phase de récupération peuvent aider à soulager la raideur musculaire, à minimiser les douleurs post-exercice (DOMS) et à favoriser une récupération plus rapide. Les étirements redonnent aux fibres musculaires leur longueur normale au repos, ce qui améliore la circulation et l'apport de nutriments aux muscles.

4. **Posture et alignement améliorés :** De nombreuses personnes ont une mauvaise posture parce que leurs muscles sont tendus et raccourcis, ce qui désaligne leur corps. Des muscles fléchisseurs de la hanche ou des ischio-jambiers serrés peuvent provoquer des douleurs dans le bas du dos, tandis que des muscles thoraciques tendus peuvent produire des épaules arrondies. Des étirements statiques réguliers allongent ces muscles raides, corrigeant les déséquilibres et

améliorant la posture. Au fil du temps, cela peut aider à diminuer la douleur et l'inconfort associés à un mauvais alignement.

5. **Soulagement du stress et relaxation :** Les étirements statiques sont non seulement bons pour le corps, mais ils aident également à détendre l'esprit. La qualité lente et méthodique des étirements statiques favorise la relaxation et la respiration profonde, réduisant ainsi le stress et les tensions. Tenir un étirement peut avoir un effet méditatif, permettant à l'esprit de se concentrer sur le moment présent et de soulager le stress mental ou émotionnel. Cela fait des étirements statiques une excellente activité pour la santé physique et mentale.

6. **Augmentation de l'amplitude de mouvement des articulations :** La raideur articulaire et la mobilité limitée sont des plaintes fréquentes, en particulier à mesure que nous vieillissons ou devenons plus sédentaires. Les étirements statiques aident à maintenir ou à améliorer l'amplitude des mouvements des articulations telles que les épaules, les hanches, les genoux et les chevilles. Étirer régulièrement les muscles qui entourent ces articulations contribue à les maintenir flexibles et fonctionnels, ce qui est essentiel pour conserver leur indépendance et éviter les difficultés de mobilité liées à l'âge.

Étirements statiques courants

Voici quelques exemples d'étirements statiques populaires ciblant divers groupes musculaires :

1. Étirement des ischio-jambiers (courbure avant assise)

- Asseyez-vous sur le sol, les jambes tendues devant vous.
- Étendez-vous lentement vers vos orteils tout en gardant le dos droit.
- Maintenez l'étirement pendant 20 à 30 secondes, en le sentant à l'arrière de vos cuisses.

2. Étirement des quadriceps (étirement debout)

- Tenez-vous droit et agrippez-vous à une surface solide pour garder l'équilibre.
- Pliez votre genou droit en rapprochant votre talon de vos fessiers et saisissez votre cheville avec votre paume droite.
- Maintenez l'étirement pendant 20 à 30 secondes, puis échangez les jambes.

3. Étirement de la poitrine debout (ouverture)

- Tenez-vous debout, les pieds écartés à la largeur des épaules.
- Joignez vos mains derrière votre dos, redressez vos bras et soulevez-les légèrement pour dilater votre poitrine.

- Tenez pendant 20 à 30 secondes pour sentir l'étirement sur votre poitrine et vos épaules.

4. Étirement des mollets (étirement des murs)

- Tenez-vous face à un mur, un pied en avant et l'autre en arrière, les deux pieds à plat sur le sol.
- Penchez-vous en avant et appuyez vos mains contre le mur. Sentez l'étirement dans votre mollet arrière.
- Tenez pendant 20 à 30 secondes, puis échangez les jambes.

5. Étirement des épaules en bandoulière

- Tenez-vous debout ou asseyez-vous droit.
- Amenez votre bras droit sur votre poitrine, puis utilisez votre main gauche pour le rapprocher doucement de votre corps.
- Maintenez l'étirement pendant 20 à 30 secondes, puis échangez les bras.

Les étirements statiques sont plus efficaces après une séance d'entraînement ou lors d'une séance de flexibilité spécialisée. Parce que les muscles sont chauds et plus élastiques après un effort physique, les étirements à ce moment-là aident à prévenir les contractures musculaires et favorisent la guérison. Les étirements statiques sont également une excellente technique pour se détendre en fin de journée ou dans le cadre d'un rituel quotidien afin d'augmenter la flexibilité générale et de minimiser les raideurs.

Les étirements statiques sont très bénéfiques pour les personnes âgées. À mesure que nous vieillissons, nos muscles et nos articulations deviennent plus rigides et moins flexibles, ce qui peut provoquer une gêne, une diminution des mouvements et un risque accru de blessure. Des étirements statiques réguliers aident à maintenir la flexibilité musculaire et la mobilité articulaire, ce qui se traduit par une meilleure qualité de vie. Les étirements statiques sont un excellent type d'exercice pour les personnes âgées en raison de leur faible impact et de leur nature douce.

Les étirements statiques sont une méthode simple, efficace et accessible pour augmenter la flexibilité, réduire les tensions musculaires et améliorer la santé physique et mentale globale. En incluant des étirements statiques dans votre routine quotidienne ou dans votre récupération après l'exercice, vous pouvez bénéficier d'une mobilité accrue, d'un risque de blessure réduit et d'une plus grande sensation de relaxation. Que vous soyez un athlète, un sportif occasionnel ou une personne âgée essayant de préserver sa mobilité, les étirements statiques sont un outil crucial pour la santé et le bien-être à long terme.

B. Étirement dynamique

Les étirements dynamiques consistent à déplacer vos muscles et vos articulations sur toute leur amplitude de mouvement de manière contrôlée et répétitive. Contrairement aux étirements statiques, qui consistent à maintenir un étirement dans une posture stationnaire, les étirements dynamiques se concentrent sur un mouvement actif pour préparer vos muscles, vos articulations et vos tendons à l'exercice. Il s'agit d'un élément essentiel d'une routine d'échauffement approfondie, car il améliore non seulement la flexibilité, mais améliore également l'activation musculaire, la coordination et la circulation, ce qui le rend adapté aux personnes de tous âges, en particulier aux athlètes et aux adultes actifs.

Les étirements dynamiques sont particulièrement bénéfiques avant une activité physique, car ils contribuent à « réveiller » les muscles et le système neurologique, améliorant ainsi les performances et réduisant les risques de blessures. Les étirements dynamiques améliorent la mobilité en élargissant progressivement l'amplitude des mouvements, évitant ainsi la raideur et la tension que les étirements statiques peuvent provoquer.

Les étirements dynamiques consistent à déplacer vos muscles et vos articulations dans leur amplitude naturelle de mouvement de manière fluide et répétée. Ces mouvements imitent les mouvements que vous ferez pendant votre entraînement ou votre activité, ce qui aide votre corps à se préparer à des activités spécifiques.

Au niveau physiologique, les étirements dynamiques stimulent plusieurs systèmes clés :

- Les mouvements dynamiques activent les fibres musculaires, les préparant à une activité plus intense. Les étirements dynamiques augmentent la coordination et la force en contractant et en allongeant les muscles à plusieurs reprises.

- Les étirements dynamiques élèvent votre fréquence cardiaque et votre circulation, permettant à plus d'oxygène et de nutriments d'atteindre vos muscles. Cette augmentation du flux sanguin aide à réchauffer vos muscles, les rendant plus flexibles et réduisant les risques de tensions.

- Le déplacement des articulations sur toute leur amplitude de mouvement provoque la génération de liquide synovial, qui agit comme un lubrifiant entre les os et les articulations. Cette lubrification réduit la friction, rendant les mouvements plus fluides et plus efficaces.

- Les étirements dynamiques activent le système neurologique, ce qui améliore la communication entre le cerveau et les muscles. Cette activation cérébrale accrue améliore le contrôle et la coordination, aidant votre corps à répondre plus rapidement et plus précisément aux exigences physiques.

- Des mouvements répétés sur toute l'amplitude des mouvements développent progressivement la flexibilité, permettant une utilisation musculaire plus efficace. Les étirements dynamiques favorisent la flexibilité de manière fonctionnelle, ce qui conduit directement à une amélioration des performances dans les activités réelles ou sportives.

Exemples d'étirement dynamique

Les routines d'étirements dynamiques peuvent différer en fonction de l'activité à laquelle vous vous préparez, mais elles ont toutes le même objectif d'engager les muscles et d'améliorer le mouvement. Voici quelques exemples courants d'étirements dynamiques :

1. Balançoires des jambes

- Pour maintenir l'équilibre, tenez-vous près d'un mur ou d'une autre surface ferme.
- Balancez une jambe vers l'avant et vers l'arrière de manière contrôlée, en élargissant progressivement l'amplitude des mouvements.
- Effectuez 10 à 15 balançoires avec chaque jambe.

2. Cercles de bras

- Formez un « T » en étendant vos bras sur les côtés.
- Commencez par dessiner de petits cercles avec vos bras et augmentez progressivement la taille des cercles.
- Après 10 à 15 secondes, inversez l'orientation du cercle.

3. Fentes de marche

- Avancez avec votre jambe droite, en abaissant vos hanches jusqu'à ce que les deux genoux soient pliés à environ 90 degrés.
- Poussez sur votre talon droit pour revenir en position debout, puis faites un pas en avant avec votre jambe gauche lors de la fente suivante.
- Continuez à changer de jambe pendant 10 à 15 répétitions de chaque côté.

4. Cercles de hanche

- Tenez-vous à la largeur des épaules, les mains sur les hanches.
- Déplacez vos hanches dans un mouvement circulaire, en commençant dans le sens des aiguilles d'une montre et en terminant dans le sens inverse.
- Effectuez dix cercles dans chaque direction.

5. Genoux hauts

- Tenez-vous droit et commencez à courir sur place, en levant les genoux le plus haut possible à chaque pas.
- Maintenez une posture droite tout en balançant vos bras en synchronisation avec vos jambes.
- Continuez pendant 20 à 30 secondes.

6. Coups de pied

- Tenez-vous droit et commencez à courir sur place, mais au lieu de surélever vos genoux, levez vos talons vers vos fessiers.
- Maintenez un tronc solide et un balancement naturel des bras.
- Continuez pendant 20 à 30 secondes.

7. Torsions du torse

- Tenez-vous debout, les pieds écartés à la largeur des épaules et les bras tendus à la hauteur des épaules.
- Tournez votre torse vers la droite, puis vers la gauche, les hanches tournées vers l'avant.
- Continuez à alterner 10 à 15 répétitions de chaque côté.

Avantages de l'étirement dynamique

Les étirements dynamiques sont plus qu'une simple technique d'échauffement ; il offre de nombreux avantages pouvant améliorer les performances physiques et le bien-être général.

1. Les étirements dynamiques augmentent la flexibilité et l'amplitude des mouvements en activant activement les muscles et les articulations dans une variété d'activités. Contrairement aux étirements statiques, qui allongent les muscles dans une position fixe, les étirements dynamiques préparent les muscles au mouvement en augmentant la flexibilité fonctionnelle. Cette amplitude de mouvement élargie peut améliorer les performances dans les tâches quotidiennes et les activités sportives.

2. L'un des principaux avantages des étirements dynamiques est leur capacité à améliorer les performances sportives. Les étirements dynamiques aident à engager les muscles que vous utiliserez pendant votre entraînement ou votre compétition en simulant les mouvements que vous effectuerez. Cela améliore la puissance, la vitesse et la coordination. Par exemple, les étirements dynamiques avant la course peuvent améliorer la longueur et l'efficacité de la foulée, tandis que les étirements dynamiques avant l'haltérophilie peuvent augmenter la force et la stabilité pendant les levées de poids.

3. Les étirements dynamiques sont particulièrement utiles pour réduire le risque de blessure. Il stimule la circulation sanguine vers les muscles et les articulations, les réchauffant et les rendant plus flexibles. Cela minimise le risque de foulures, d'entorses et d'autres problèmes causés par le froid ou des muscles tendus. Les étirements dynamiques améliorent également la proprioception, ou la capacité du corps à détecter son emplacement dans l'espace, ce qui facilite l'équilibre et la coordination et réduit les risques de blessures.

4. Les étirements dynamiques augmentent votre fréquence cardiaque et améliorent la circulation, permettant ainsi à plus d'oxygène et de nutriments d'atteindre vos muscles. Cette augmentation du flux sanguin réchauffe le corps et le prépare à un exercice physique plus rigoureux. En conséquence, vos muscles deviennent plus souples et plus réactifs, réduisant ainsi le risque de blessure et augmentant les performances globales.

5. Étant donné que les étirements dynamiques impliquent des mouvements contrôlés et répétitifs, ils améliorent la coordination neuromusculaire ou la capacité de votre cerveau et de vos muscles à travailler ensemble efficacement. Cette coordination améliorée se traduit par des schémas de mouvement plus efficaces, un meilleur équilibre et une plus grande sensation de conscience corporelle, qui

contribuent tous à améliorer les performances sportives et quotidiennes.

Les étirements dynamiques sont plus efficaces lorsqu'ils sont effectués dans le cadre d'un programme d'échauffement avant un exercice physique. Que vous vous prépariez pour un entraînement cardio, une séance de musculation ou un événement sportif, l'intégration d'étirements dynamiques peut vous aider à mieux performer et à réduire votre risque de blessure. Il est particulièrement efficace pour les activités qui nécessitent des mouvements explosifs, notamment le sprint, le saut ou les changements brusques de direction.

Les étirements dynamiques peuvent cependant être utilisés dans des contextes moins intenses, comme lors d'une routine matinale pour réveiller le corps et favoriser la circulation sanguine. Il est suffisamment polyvalent pour être adapté à différents niveaux de condition physique et besoins.

Les étirements dynamiques constituent un élément important d'un programme d'entraînement complet, offrant de multiples avantages aux athlètes, aux amateurs de fitness et même à ceux qui souhaitent améliorer leurs mouvements quotidiens. Les étirements dynamiques améliorent la flexibilité, la circulation et la coordination en se concentrant sur des mouvements actifs qui engagent les muscles et les articulations, tout en réduisant les risques de blessures. Les étirements dynamiques, lorsqu'ils sont inclus dans un programme d'échauffement, préparent le corps à des performances optimales en garantissant que les muscles et les articulations sont en parfaite condition.

C. Étirements utilisant la facilitation neuromusculaire proprioceptive (PNF)

Les étirements avec facilitation neuromusculaire proprioceptive (PNF) sont une technique très efficace et avancée pour augmenter la flexibilité et l'amplitude des mouvements. L'étirement PNF a été conçu à l'origine comme une technique de rééducation pour les patients guérissant d'une blessure, mais il a depuis gagné en popularité dans l'industrie du fitness en raison de son potentiel à induire une augmentation rapide de la flexibilité musculaire et de la mobilité articulaire.

L'étirement PNF est inhabituel dans le sens où il combine des étirements passifs avec des contractions isométriques (contractions musculaires dans lesquelles la longueur du muscle reste constante) pour maximiser l'étirement et produire des gains de flexibilité à long terme. Bien qu'il soit couramment utilisé par les athlètes, les physiothérapeutes et les experts en conditionnement physique, il peut être modifié pour toute personne souhaitant augmenter sa flexibilité.

Les étirements PNF sont souvent effectués dans un cycle d'étirements, de resserrement du muscle contre résistance et d'étirements à nouveau. Cette procédure augmente la flexibilité du muscle et des tissus conjonctifs environnants. Les concepts de base de l'étirement PNF reposent sur les récepteurs sensoriels des propriocepteurs du corps qui transmettent des informations sur la position du corps et la tension musculaire, d'où le terme « facilitation neuromusculaire proprioceptive ».

L'étirement du PNF peut prendre de nombreuses formes différentes, cependant, les étapes principales sont généralement les suivantes :

- **Étirement passif :** Le muscle cible est étiré passivement jusqu'à provoquer un léger inconfort (douleur nerveuse), puis maintenu pendant quelques secondes.
- **Contraction isométrique :** La personne étirée contracte le muscle de manière isométrique contre l'opposition. Cela peut inclure une pression contre un partenaire ou l'utilisation d'une bande de résistance pour maintenir la contraction pendant 5 à 10 secondes. Durant cette phase, la longueur du muscle reste constante, mais une tension se produit à l'intérieur de celui-ci.
- **Détente et étirement passif :** Une fois le muscle contracté, il est permis de se détendre. Le muscle est ensuite à nouveau étendu passivement, de préférence pour obtenir une plus grande amplitude de mouvement qu'avant la contraction. Ce nouvel étirement est maintenu pendant 15 à 30 secondes supplémentaires.

Cette procédure peut être répétée plusieurs fois, provoquant un allongement progressif du muscle à chaque cycle.

L'étirement PNF repose sur deux mécanismes neurologiques : *Inhibition autogène* et *Inhibition réciproque.* Ces réflexes fonctionnent ensemble pour procurer une plus grande relaxation musculaire et des étirements plus profonds.

Inhibition autogène

L'inhibition autogène est la relaxation d'un muscle après une période de forte tension. Lorsqu'un muscle se contracte, notamment lors d'une contraction isométrique, un récepteur sensoriel appelé organe tendineux de Golgi (GTO) devient actif. Le GTO se trouve dans les tendons qui relient les muscles aux os, et il répond à la tension musculaire en demandant au système nerveux central de détendre les muscles pour éviter les dommages causés par une tension excessive.

En étirement PNF, la contraction isométrique stimule le GTO, générant une relaxation réflexive du muscle qui lui permet de s'étendre plus loin. Lorsque le muscle est à nouveau étiré passivement après la contraction, le GTO réduit sa résistance, lui permettant ainsi de s'étirer davantage qu'auparavant.

Inhibition réciproque

L'inhibition réciproque est un autre processus neurologique dans lequel un groupe musculaire se contracte et le groupe musculaire opposé se détend. Ce système contribue à des mouvements fluides et coordonnés. Par exemple, lorsque vous contractez vos quadriceps (les muscles à l'avant de votre jambe), vos ischio-jambiers (les muscles à l'arrière de votre cuisse) se détendent.

Les étirements PNF incluent parfois une inhibition réciproque, qui consiste à demander au participant de contracter le muscle opposé au muscle cible. Cette contraction provoque un relâchement du muscle cible, permettant un étirement plus profond.

Ces deux mécanismes fonctionnent ensemble pour améliorer l'efficacité de l'étirement du PNF, ce qui en fait l'une des stratégies les plus efficaces pour augmenter la flexibilité.

Il existe différents types d'étirements PNF, chacun avec des approches quelque peu différentes pour augmenter la flexibilité. Voici les trois types les plus populaires :

1. Tenir-Détendre

Comment ça marche : Cette méthode consiste à étirer et à maintenir passivement le muscle pendant 10 à 15 secondes. Ensuite, une contraction isométrique est effectuée en appuyant contre une résistance pendant 6 à 10 secondes avant de détendre et d'étirer davantage le muscle.

Par exemple, l'étirement des ischio-jambiers commencerait avec la jambe tendue vers le haut (allongée sur le dos) et le partenaire appliquant une pression pour maintenir la jambe en position. Après avoir maintenu l'étirement, le participant enfonce sa jambe plus bas dans la résistance du partenaire sans bouger, puis se détend à mesure que le partenaire étire davantage la jambe.

2. Contrat-Détendez-vous

Comment ça marche : Semblable à l'approche maintien-relaxation, au lieu d'effectuer une contraction isométrique, le participant contracte activement le muscle sur toute son amplitude de mouvement contre résistance. Après la contraction, le muscle est étiré passivement.

Par exemple, lors d'un étirement des ischio-jambiers, le participant étend la jambe et l'abaisse jusqu'au sol pour pousser contre la résistance du partenaire. Une fois que la jambe est complètement contractée (abaissée), elle est étirée passivement en la soulevant vers sa position d'origine.

3. Tenez et détendez-vous avec la contraction agoniste

Comment ça marche : Il s'agit d'une technique de maintien-relaxation plus avancée qui intègre une inhibition autogène et réciproque. Après l'étirement passif initial et la contraction isométrique, le muscle opposé (agoniste) est activement contracté pour approfondir l'étirement.

Pour un étirement des ischio-jambiers, après la contraction isométrique consistant à tirer la jambe vers le bas, le participant contracte les quadriceps pour lever activement la jambe plus haut dans un étirement plus profond, avec l'aide du partenaire.

Avantages de l'étirement PNF

L'étirement PNF est bien connu pour son potentiel à augmenter considérablement la flexibilité et l'amplitude des mouvements, en particulier par rapport aux étirements statiques seuls. Voici quelques-uns des principaux avantages :

1. Les étirements PNF agissent à la fois sur les muscles et sur le système neurologique, produisant des augmentations de flexibilité plus efficaces que de nombreux autres traitements. Les contractions isométriques et les étirements passifs permettent aux muscles de s'étirer au-delà de leur amplitude de mouvement habituelle.

2. L'un des avantages les plus notables de l'étirement PNF est son potentiel à améliorer l'amplitude de mouvement des articulations. Ceci est particulièrement bénéfique pour les athlètes, les danseurs et les personnes âgées qui ont besoin de préserver ou d'améliorer leur mobilité.

3. Les étirements PNF améliorent non seulement la flexibilité, mais augmentent également la force musculaire. Les étirements PNF utilisent des contractions isométriques pour stimuler les fibres musculaires et améliorer le contrôle neuromusculaire, ce qui entraîne une activation et une force musculaire accrues au fil du temps.

4. Les étirements PNF sont largement utilisés en physiothérapie en raison de leur capacité à réparer les muscles et les articulations après une blessure. Le PNF agit en étirant doucement les muscles tendus ou endommagés, en rétablissant l'amplitude des mouvements et en réduisant la douleur. La technique est notamment utile pour les tensions musculaires, les entorses ligamentaires et les raideurs articulaires.

5. Les étirements PNF peuvent être adaptés pour cibler n'importe quel groupe musculaire et peuvent être pratiqués seul ou avec un partenaire, selon la technique. Des bandes de résistance ou même des murs peuvent être utilisés pour produire la tension nécessaire aux contractions isométriques, ce qui en fait un outil adaptable pour l'entraînement de flexibilité.

Comment effectuer des étirements PNF en toute sécurité

Les étirements PNF peuvent être fatigants, il est donc crucial de suivre les recommandations de base pour éviter tout dommage.

1. Les étirements PNF doivent être effectués après un échauffement approfondi ou à la fin d'un exercice, lorsque les muscles sont chauds et plus élastiques.
2. Étirez-vous toujours jusqu'à ressentir un léger inconfort, jamais de douleur. Un étirement excessif peut blesser les muscles et les tendons.
3. Les étirements PNF sont plus efficaces lorsqu'ils sont effectués avec un partenaire ou avec un équipement tel qu'une bande de résistance. Cela permet de fournir une résistance contrôlée pendant la phase de contraction.
4. Gardez une respiration régulière tout au long de l'étirement. Retenir sa respiration peut augmenter le stress et limiter l'efficacité de l'étirement.
5. Après chaque étirement PNF, laissez le muscle se reposer avant de poursuivre le processus.

Les étirements avec facilitation neuromusculaire proprioceptive (PNF) sont une méthode extrêmement efficace pour développer la flexibilité et l'amplitude de mouvement. Les étirements PNF augmentent la relaxation et l'allongement musculaires en mélangeant des étirements passifs avec des contractions isométriques. Bien qu'elle ait été conçue à l'origine pour la rééducation, cette technique d'étirement avancée est désormais largement utilisée par les athlètes et les amateurs de fitness pour améliorer la flexibilité, la mobilité et la force musculaire. Lorsqu'ils sont effectués correctement, les étirements PNF peuvent améliorer considérablement les performances physiques, la récupération et le bien-être général.

Les étirements sont une technique simple mais efficace aux multiples bienfaits pour la santé physique et mentale. Il augmente la flexibilité, améliore la posture, soulage la douleur et favorise la relaxation, ce qui en fait un excellent ajout à tout programme d'entraînement. Les étirements, quel que soit votre âge ou votre condition physique, peuvent améliorer votre bien-être, votre mobilité et votre énergie. Les étirements sont particulièrement importants pour les personnes âgées car ils les aident à préserver leur indépendance, à éviter les accidents et à mener une vie plus active et plus significative.

Avantages Physiologiques Des Étirements Pour Les Personnes Âgées

Maintenir la mobilité physique, la flexibilité et la force à mesure que nous vieillissons est essentiel pour notre santé et notre bien-être en général. Les étirements, élément clé de la forme physique, procurent de nombreux bienfaits physiologiques particulièrement importants pour les seniors. Des exercices d'étirement réguliers peuvent aider les personnes âgées à soulager la douleur, à améliorer leur mobilité, leur posture et à améliorer leur qualité de vie. Dans cette discussion, nous examinerons les principaux avantages physiologiques des étirements pour les personnes âgées et comment ils peuvent améliorer divers aspects de leur santé physique.

1. Flexibilité et amplitude de mouvement accrues

L'un des avantages physiologiques les plus remarquables des étirements est une flexibilité accrue. La flexibilité est la capacité d'un muscle ou d'une articulation à se déplacer sur toute son amplitude de mouvement sans inconfort. Les muscles et les tissus conjonctifs (comme les tendons et les ligaments) perdent de leur élasticité à mesure que nous vieillissons. Ce processus naturel peut entraîner une raideur, une mobilité limitée et un risque accru de blessure.

Une flexibilité réduite chez les personnes âgées peut se manifester dans les activités quotidiennes telles que se pencher, tendre la main ou tourner le corps. Les exercices d'étirement aident à contrecarrer cette perte en allongeant les muscles et en augmentant l'élasticité des tendons et des ligaments. Cela augmente non seulement la flexibilité, mais améliore également l'amplitude des mouvements des articulations. Lorsque les personnes âgées peuvent bouger leurs articulations plus librement, elles peuvent conserver leur indépendance dans leurs activités quotidiennes comme s'habiller, marcher et faire le ménage.

2. Soulagement de la douleur et de la raideur

La douleur et la raideur chroniques sont des plaintes courantes chez les personnes âgées, souvent causées par des affections telles que l'arthrite, les douleurs lombaires ou l'inflammation des articulations. Les étirements soulagent l'inconfort en réduisant la tension musculaire et en augmentant la circulation vers les zones touchées. De nombreux types d'étirements, en particulier les étirements statiques, visent à allonger doucement les muscles tendus et à relâcher les tensions stockées, ce qui peut réduire considérablement les douleurs au cou, aux épaules, au bas du dos et aux hanches.

Les étirements sont particulièrement bénéfiques pour les personnes âgées souffrant d'arthrite. L'arthrite provoque une inflammation et une raideur des articulations, qui peuvent être atténuées par des exercices d'étirement doux qui aident à garder les articulations flexibles. Cela peut réduire la douleur, améliorer la mobilité et ralentir la progression de la raideur et de la détérioration des articulations.

3. Posture et équilibre améliorés

Les déséquilibres musculaires, la faiblesse musculaire posturale et les effets cumulatifs d'une mauvaise mécanique corporelle contribuent tous à la détérioration de la posture à mesure que nous vieillissons. De nombreuses personnes âgées développent des épaules arrondies, une posture de tête avancée ou une colonne vertébrale affaissée, ce qui peut provoquer des maux de dos, des tensions au cou et une diminution de la capacité à effectuer confortablement les tâches quotidiennes.

Les exercices d'étirement de la poitrine, des épaules et du haut du dos peuvent aider à corriger les déséquilibres posturaux en allongeant les muscles tendus qui provoquent une mauvaise posture. Les étirements qui ouvrent la poitrine et les épaules, par exemple, aident à contrecarrer les effets de l'affaissement, tandis que les étirements des ischio-jambiers et du bas du dos peuvent soulager les tiraillements, qui entraînent souvent un inconfort de la colonne lombaire.

Les étirements améliorent la posture, ce qui non seulement soulage la douleur, mais contribue également à un meilleur équilibre et stabilité. L'équilibre est un facteur important pour les personnes âgées, car un déséquilibre augmente le risque de chutes et de blessures. L'étirement des muscles des jambes, des hanches et du tronc renforce les muscles responsables de la stabilité, améliore l'équilibre et réduit le risque de chute.

4. Augmentation de la circulation sanguine

Une bonne circulation est essentielle au maintien de la santé globale, en particulier chez les personnes âgées. Les étirements augmentent le flux sanguin vers les muscles, les tissus et les articulations, leur fournissant l'oxygène et les nutriments nécessaires à la réparation et à la récupération. Une circulation améliorée contribue également à l'élimination des déchets métaboliques, tels que l'acide lactique, qui peuvent s'accumuler dans les muscles et contribuer aux douleurs ou à la fatigue.

Les étirements sont un moyen simple mais efficace de favoriser une meilleure circulation sanguine chez les personnes âgées qui peuvent avoir une circulation réduite en raison d'un mode de vie sédentaire, de problèmes médicaux tels que le diabète ou de problèmes cardiovasculaires. Cette circulation accrue améliore la fonction musculaire, favorise la santé des articulations et augmente la capacité du corps à guérir des blessures et des foulures mineures.

5. Santé des articulations et lubrification

La santé des articulations devient de plus en plus importante à mesure que nous vieillissons en raison de l'usure naturelle du cartilage et des tissus conjonctifs. Le liquide synovial qui lubrifie les articulations peut diminuer, provoquant raideur et inconfort. Des étirements réguliers peuvent augmenter la production de liquide synovial, ce qui aide à lubrifier les articulations et à maintenir des mouvements fluides.

Les exercices d'étirement favorisent également le mouvement des articulations sur toute leur amplitude de mouvement, ce qui aide à prévenir la formation d'adhérences ou de tissus cicatriciels pouvant limiter la mobilité. Les étirements réduisent le risque de dégénérescence des articulations et de maladies telles que l'arthrose en gardant les articulations lubrifiées et mobiles.

6. Force musculaire et endurance

Les étirements sont souvent associés à la flexibilité, mais ils peuvent également améliorer la force musculaire et l'endurance. Certains étirements, comme les étirements dynamiques, engagent activement les muscles lors du mouvement. Cela améliore non seulement la flexibilité, mais renforce également les muscles étirés.

Le maintien de la force musculaire est essentiel à l'indépendance fonctionnelle des personnes âgées. Des muscles faibles peuvent rendre difficile l'exécution d'activités de base telles que monter les escaliers, se lever d'une chaise et faire les courses. Les étirements, surtout lorsqu'ils sont combinés à des exercices de résistance ou au poids du corps, aident à maintenir le tonus musculaire et préviennent la perte de masse musculaire (sarcopénie) qui survient souvent avec l'âge.

7. Réduction de la tension musculaire et soulagement du stress

Les seniors ressentent fréquemment des tensions musculaires, exacerbées par le stress, l'anxiété ou une mauvaise posture. Une tension musculaire prolongée peut provoquer une gêne, une diminution de l'amplitude des mouvements et même des douleurs chroniques. Les étirements réduisent les tensions musculaires en favorisant la relaxation et en favorisant un état de calme.

Les étirements présentent des bienfaits à la fois physiques et psychologiques. De nombreux exercices d'étirement, surtout lorsqu'ils sont combinés à des techniques de respiration consciente, favorisent la relaxation et la réduction du stress. Les étirements encouragent les personnes âgées à ralentir, à se concentrer sur leur corps et à pratiquer la pleine conscience, ce qui peut les aider à se sentir moins anxieuses ou dépassées. Cette connexion corps-esprit est particulièrement importante pour les personnes âgées car elle favorise la santé mentale et physique.

8. Prévention des blessures

À mesure que la flexibilité diminue avec l'âge, le risque de blessure liée aux mouvements quotidiens ou aux activités physiques augmente. Les muscles tendus sont plus sujets aux tensions et aux déchirures, en particulier lors d'activités qui nécessitent des mouvements brusques ou inattendus. S'étirer régulièrement aide à garder les muscles souples et réduit les risques de blessures en augmentant l'élasticité des fibres musculaires et des tissus conjonctifs.

Les étirements avant et après une activité physique sont essentiels pour les personnes âgées afin d'éviter les blessures. Les étirements pré-activité préparent les muscles au mouvement en augmentant le flux sanguin et en réchauffant les tissus, tandis que les étirements post-activité favorisent la récupération musculaire et réduisent les douleurs.

Les étirements offrent de nombreux avantages physiologiques aux personnes âgées, allant d'une flexibilité accrue et d'un soulagement de la douleur à une amélioration de la posture, de l'équilibre et de la santé des articulations. Des étirements réguliers peuvent aider les personnes âgées à conserver leur mobilité, à éviter les blessures et à améliorer leur qualité de vie globale. Les étirements, qu'ils soient pratiqués le matin, avant l'exercice ou comme activité relaxante le soir, sont un outil efficace pour favoriser le bien-être physique plus tard dans la vie.

Comment Les Muscles, Les Articulations Et Les Tendons Réagissent Aux Étirements

Les étirements sont un élément important de la santé physique et du bien-être, en particulier pour les personnes âgées qui souhaitent conserver leur flexibilité, leur mobilité et leur qualité de vie globale. Comprendre comment les muscles, les articulations et les tendons réagissent à l'étirement peut aider les gens à s'étirer plus efficacement et en toute sécurité.

Lorsque nous nous étirons, nous provoquons plusieurs changements physiologiques dans nos muscles, nos articulations et nos tendons. Chacune de ces structures est essentielle à notre mobilité et notre flexibilité globales.

1. Réponse musculaire aux étirements

Les fibres musculaires sont capables de s'allonger et de se contracter. Lorsqu'un muscle est étiré, les réponses physiologiques suivantes sont observées :

- L'étirement provoque un allongement des fibres musculaires. Cela est dû à la capacité du tissu musculaire à s'étirer au-delà de sa longueur de repos. Lorsque vous étirez un muscle, les sarcomères (unités fondamentales de contraction musculaire) à l'intérieur des fibres musculaires se séparent, provoquant une augmentation temporaire de la longueur du muscle.

- Les muscles possèdent des récepteurs sensoriels appelés fuseaux musculaires. Ces fuseaux détectent les changements de longueur et de vitesse des muscles. Lorsqu'un muscle est étiré, les fuseaux musculaires envoient des signaux à la moelle épinière, provoquant une contraction réflexe pour éviter un étirement excessif. C'est ce qu'on appelle le réflexe d'étirement, et c'est un mécanisme de protection qui aide à garder les muscles intacts.

- Les étirements augmentent le flux sanguin dans les tissus musculaires. Cette augmentation du flux sanguin transporte l'oxygène et les nutriments vers le muscle tout en éliminant les déchets métaboliques. Une circulation améliorée peut contribuer à la récupération musculaire et à la performance au fil du temps.

- Les étirements augmentent la température des fibres musculaires. Les muscles plus chauds sont plus souples et moins susceptibles de se blesser. C'est pourquoi il est couramment conseillé de s'échauffer avec une activité légère avant de s'étirer.

2. Réponse conjointe aux étirements

Les articulations sont les connexions entre les os qui permettent le mouvement. Les étirements ont un impact significatif sur la fonction articulaire de plusieurs manières.

- Des étirements réguliers augmentent la flexibilité des muscles et des tendons qui entourent une articulation, augmentant ainsi son amplitude de mouvement. Une amplitude de mouvement plus large favorise des mouvements plus fluides et plus efficaces, réduisant ainsi le risque de raideur et d'inconfort articulaires.

- Le liquide synovial des articulations agit comme un lubrifiant, permettant le mouvement entre les surfaces articulaires. Les étirements favorisent la production et la distribution de ce fluide, ce qui peut améliorer la fonction articulaire et réduire la friction.

- Les étirements aident à renforcer les muscles autour des articulations, ce qui améliore la stabilité des articulations. Des muscles plus forts assurent un meilleur soutien des articulations, ce qui peut aider à prévenir les blessures, en particulier chez les personnes âgées.

- Les étirements améliorent la proprioception, ou la perception qu'a le corps de sa position dans l'espace. Une proprioception améliorée permet un meilleur contrôle des mouvements, réduisant ainsi le risque de chutes et de blessures.

3. Réponse du tendon à l'étirement

Les tendons relient les muscles aux os et jouent un rôle important dans la transmission des forces créées par la contraction musculaire. De plus, leur réponse à l'étirement est significative :

- **Allongement des tendons :** Bien que les tendons soient moins élastiques que les muscles, ils peuvent quand même s'allonger lorsqu'ils sont étirés. Cet allongement peut augmenter la flexibilité globale de l'unité muscle-tendon, permettant une transmission de force plus efficace pendant le mouvement.

- **Adaptation tendineuse :** Les tendons réagissent aux contraintes qui leur sont imposées. Des étirements réguliers peuvent provoquer des changements structurels dans les tendons, tels qu'une augmentation de la synthèse de collagène. Cette adaptation peut améliorer la force et la résilience des tendons, les rendant plus résistants aux blessures telles que les tendinites.

- **Réduction de la rigidité des tendons :** Les tendons raides peuvent limiter la flexibilité et augmenter le risque de blessure. Les étirements réduisent la raideur des tendons en augmentant le mouvement à la jonction muscle-tendon, ce qui améliore les performances fonctionnelles globales.

Comprendre comment les muscles, les articulations et les tendons réagissent aux étirements est essentiel pour toute personne, en particulier les personnes âgées, qui souhaite améliorer sa santé physique. Les individus peuvent améliorer leur flexibilité et leur amplitude de mouvement et réduire leur risque de blessure en utilisant des techniques d'étirement appropriées. Les étirements sont plus qu'une simple pratique physique ; il est essentiel pour maintenir la santé globale, augmenter la mobilité et favoriser un sentiment de bien-être. Les personnes âgées qui intègrent régulièrement des étirements à leurs routines peuvent mener une vie plus active et plus épanouissante, améliorant ainsi leur qualité de vie.

La Science Derrière Le Soulagement De La Douleur Grâce À La Flexibilité

La flexibilité est souvent négligée en tant qu'élément de la condition physique, malgré son importance pour maintenir la mobilité, prévenir les blessures et même soulager la douleur. Les exercices d'étirement et de flexibilité, en particulier pour les personnes âgées, peuvent aider à préserver les mouvements tout en soulageant les douleurs chroniques. Comprendre la science sur la façon dont la flexibilité peut conduire à un soulagement de la douleur permet de comprendre pourquoi les exercices d'étirement sont plus qu'un simple échauffement ; ils constituent un outil essentiel pour le bien-être physique à long terme.

1. Comment la flexibilité affecte les muscles et les articulations

Les muscles, les tendons et les articulations sont biologiquement conçus pour bouger. Les étirements allongent les fibres musculaires et les tissus conjonctifs, augmentant ainsi leur amplitude de mouvement. Au fil du temps, l'inactivité ou les mouvements répétitifs peuvent provoquer un resserrement et un raccourcissement de ces tissus, réduisant ainsi leur élasticité et provoquant une raideur ou un inconfort. Les muscles tendus provoquent des douleurs articulaires en tirant sur leurs points d'attache. La flexibilité est essentielle pour réduire l'inconfort dans cette situation. L'étirement et l'allongement des muscles réduisent les tensions articulaires, ce qui soulage la douleur.

La flexibilité diminue naturellement dans les corps vieillissants, à mesure que les fibres musculaires perdent leur élasticité et que les articulations se raidissent à cause de l'usure, de l'arthrite ou de la perte de cartilage. Toutefois, les exercices de flexibilité peuvent atténuer ces effets. Les étirements aident à maintenir la longueur musculaire, à augmenter l'amplitude des mouvements des articulations et à restaurer la fonction. Moins de raideur musculaire signifie moins de pression sur les articulations, ce qui améliore les mouvements et réduit la douleur.

2. Flexibilité et déséquilibre musculaire

Les déséquilibres musculaires sont une source fréquente de douleurs, notamment au niveau du dos, des hanches et des genoux. Lorsque certains muscles sont surutilisés ou tendus (en raison d'une mauvaise posture ou d'activités répétitives), un déséquilibre se développe dans le corps. Par exemple, une position assise prolongée peut provoquer un resserrement et une hyperactivité des fléchisseurs de la hanche, tandis que les fessiers et les ischio-jambiers s'affaiblissent. Ce déséquilibre tire sur le bas du dos, ce qui provoque des maux de dos.

Les étirements peuvent aider en allongeant les muscles hyperactifs tout en permettant aux muscles les plus faibles et sous-utilisés de fonctionner normalement. L'étirement des muscles tendus, tels que les fléchisseurs de la hanche, permet aux muscles opposés (dans ce cas, les fessiers et les ischio-jambiers) de fonctionner plus efficacement, réduisant ainsi la tension du dos et améliorant la posture. L'entraînement de flexibilité réaligne le corps en rétablissant l'équilibre entre les groupes musculaires opposés, en réduisant la tension sur les muscles et les articulations et, par conséquent, en soulageant la douleur.

3. Rôle du système nerveux

Outre les changements physiques que les étirements provoquent au niveau des muscles et des articulations, la flexibilité a également un impact sur le système nerveux, ce qui peut aider à soulager la douleur. L'un des principaux mécanismes par lesquels cela se produit est le réflexe d'étirement, contrôlé par le système nerveux. Lorsqu'un muscle est étiré, des capteurs appelés fuseaux musculaires détectent le changement de longueur du muscle et envoient des signaux à la moelle épinière, déclenchant un réflexe de contraction du muscle pour éviter un étirement excessif. Ce réflexe permet de maintenir le tonus musculaire et de prévenir les blessures.

Un entraînement constant de flexibilité élève le seuil de ce réflexe d'étirement, permettant aux muscles de s'étirer sans se contracter. Cela augmente l'amplitude des mouvements tout en diminuant la raideur ou l'inconfort lors des étirements. Plus important encore, des étirements réguliers détendent le système nerveux, ce qui réduit la sensibilité des récepteurs de la douleur dans les muscles et les tissus conjonctifs. Au fil du temps, cette désensibilisation réduit la douleur et augmente le confort dans les mouvements quotidiens.

4. Étirements et santé des fascias

Le fascia est une fine couche de tissu conjonctif qui entoure les muscles, les organes et autres structures corporelles, offrant à la fois soutien et flexibilité. Lorsque les muscles sont tendus ou inactifs, le fascia peut se raidir et former des adhérences, limitant les mouvements et provoquant des douleurs. Ces adhérences empêchent le fascia de se déplacer en douceur sur les muscles, entraînant des douleurs chroniques, notamment au niveau du dos, des épaules et du cou.

Les étirements aident à briser ces adhérences en allongeant et en réalignant doucement le fascia, ce qui entraîne un mouvement plus fluide et moins de tension sur les muscles et les articulations. Les exercices de flexibilité, tels que les étirements dynamiques ou le yoga, peuvent améliorer la santé des fascias, réduire la douleur et augmenter la mobilité et la fonction. Un fascia plus flexible améliore la posture, réduit la tension musculaire et provoque moins de douleurs.

5. Étirement et inflammation

L'inflammation, en particulier au niveau des articulations, contribue de manière significative aux douleurs chroniques comme l'arthrose. Bien que les exercices d'étirement ne réduisent pas directement l'inflammation, ils peuvent aider à atténuer ses effets en augmentant le flux sanguin vers les zones touchées. Des muscles tendus peuvent restreindre la circulation, limitant le flux d'oxygène et de nutriments vers les tissus, ralentissant la guérison et exacerbant l'inflammation.

Les étirements améliorent la circulation vers les muscles et les articulations, ce qui favorise l'apport de nutriments essentiels et facilite l'élimination des déchets. Cette circulation améliorée aide à réduire la raideur musculaire, les douleurs articulaires et l'inflammation au fil du temps. De plus, une flexibilité accrue peut soulager la pression sur les articulations enflammées en garantissant le bon fonctionnement des muscles environnants, apportant ainsi un soutien à l'articulation plutôt que d'augmenter la pression sur celle-ci.

6. Soulagement de la douleur avec correction de la posture

Une mauvaise posture est l'une des principales causes de douleur chronique chez les personnes âgées. À mesure que nous vieillissons, les courbes naturelles de la colonne vertébrale peuvent devenir exagérées, exerçant ainsi davantage de pression sur les vertèbres et les muscles environnants. Cela peut entraîner des affections telles que la cyphose (arrondi du dos vers l'avant) ou la lordose (courbe exagérée vers l'intérieur de la colonne vertébrale inférieure), qui peuvent toutes deux provoquer des maux de dos, des douleurs au cou et des maux de tête.

Les exercices de flexibilité, en particulier ceux axés sur la poitrine, les épaules, les hanches et la colonne vertébrale, peuvent aider à améliorer la posture en ouvrant le corps et en neutralisant la tendance à se pencher en avant que de nombreuses personnes développent en vieillissant. Les étirements qui ouvrent la poitrine et les épaules, comme un étirement du bras au-dessus de la tête ou un étirement de la porte, peuvent aider à corriger les épaules arrondies, à améliorer la posture et à soulager la tension sur le cou et le haut du dos. Cela soulage les tensions musculaires et réduit la douleur.

7. Connexion corps-esprit et soulagement de la douleur

Les exercices de flexibilité incluent fréquemment une composante mentale, notamment dans des pratiques telles que le yoga ou le tai-chi. Ces activités combinent étirements, pleine conscience, techniques de respiration et relaxation, qui réduisent toutes la perception de la douleur. Le stress et la tension dans le corps peuvent amplifier la sensation de douleur, en particulier chez les personnes souffrant de douleurs chroniques. Les exercices d'étirement comprenant une respiration profonde et des mouvements conscients peuvent aider à calmer le système nerveux, à réduire la tension musculaire et à faire passer l'état de stress du corps vers la relaxation, soulageant ainsi la douleur.

La flexibilité ne se limite pas à la mesure dans laquelle vous pouvez vous étendre ; c'est un facteur important pour maintenir un corps sain et sans douleur, surtout à mesure que nous vieillissons. Des exercices d'étirement réguliers peuvent aider à prévenir et à soulager la douleur en améliorant l'équilibre musculaire, la santé des articulations, le fonctionnement du système nerveux et la circulation. Les étirements soulagent non seulement la douleur, mais servent également de mesure préventive, garantissant que les muscles et les articulations restent mobiles et fonctionnels, réduisant ainsi le risque de blessures et d'inconfort futurs.

Étirement Par Rapport À D'autres Formes De Mouvement

Le mouvement est essentiel à la fois pour la forme physique et pour la santé globale. L'exercice, sous ses diverses formes, est essentiel pour favoriser la longévité, améliorer la qualité de vie et maintenir la mobilité. Cependant, tous les mouvements ne sont pas égaux. Bien que les exercices cardiovasculaires, de force et d'équilibre soient des aspects bien connus du fitness, les étirements sont souvent négligés. Néanmoins, il remplit une fonction distincte et vitale, particulièrement à mesure que nous vieillissons. Comprendre la différence entre les étirements et les autres formes de mouvement – et pourquoi c'est important – peut améliorer considérablement le parcours de bien-être physique d'une personne.

1. Définir les étirements et autres formes de mouvement

L'étirement est l'allongement délibéré des muscles pour améliorer la flexibilité et l'amplitude des mouvements des articulations. Il existe plusieurs types d'étirements, notamment la facilitation neuromusculaire (PNF) statique, dynamique et proprioceptive. L'étirement statique implique de maintenir un étirement pendant une période prolongée, tandis que l'étirement dynamique utilise le mouvement pour augmenter progressivement l'amplitude des mouvements. L'étirement PNF permet d'obtenir une plus grande flexibilité en étirant et en contractant le muscle simultanément.

D'autres types de mouvements, tels que les activités cardiovasculaires (marche, course, natation) ou l'entraînement en force (soulever des poids, bandes de résistance), nécessitent des contractions musculaires répétitives pour améliorer l'endurance, la force et la condition physique globale.

Les deux types de mouvements favorisent la santé globale, mais leurs effets sur le corps diffèrent. Les étirements favorisent la flexibilité et la mobilité, tandis que d'autres exercices mettent l'accent sur la force, l'endurance et la santé cardiaque. Les étirements, en revanche, améliorent tous les autres types de mouvements et sont essentiels à la fonction physique à long terme.

2. L'importance des étirements pour la flexibilité et la santé des articulations

La flexibilité fait référence à la capacité d'un muscle à s'allonger ou à s'étirer en réponse au mouvement. En vieillissant, nos muscles et tendons se raidissent naturellement, limitant notre flexibilité et rendant les mouvements plus difficiles. Des étirements réguliers maintiennent les muscles allongés, évitant ainsi les raideurs et améliorant l'amplitude des mouvements.

D'autres formes d'exercice, comme la course à pied ou le vélo, peuvent resserrer les muscles au fil du temps, surtout si les étirements sont négligés. Cela peut entraîner des déséquilibres, une mobilité articulaire limitée et même des blessures. Les étirements favorisent l'équilibre musculaire, garantissant que les muscles tendus ne tirent pas sur les articulations, provoquant ainsi un inconfort ou un désalignement. Les étirements après une course, par exemple, peuvent contribuer à réduire la raideur post-exercice, à prévenir les blessures et à améliorer les performances sportives globales.

Alors que les exercices cardiovasculaires et de musculation aident à renforcer les muscles, les articulations et le système cardiovasculaire, les étirements permettent à ces muscles de bouger dans toute leur amplitude de mouvement. Ceci est essentiel pour la santé des articulations, car des muscles trop tendus peuvent désaligner les articulations, augmentant ainsi le risque de blessure et raccourcissant la durée de vie des articulations.

3. Étirements pour soulager la douleur et prévenir les blessures

L'un des avantages les plus importants des étirements, notamment pour les personnes âgées ou celles souffrant de douleurs chroniques, est leur capacité à atténuer l'inconfort. Les étirements peuvent aider à soulager les tensions musculaires, à réduire la tension exercée sur le corps et même à traiter certains types de douleurs articulaires, telles que les douleurs dans le bas du dos et les tensions aux épaules. L'étirement des ischio-jambiers et des muscles du bas du dos, par exemple, peut réduire la pression sur la colonne vertébrale et donc la gravité des maux de dos.

Alors que d'autres types de mouvements augmentent la force et l'endurance, ils peuvent également aggraver la douleur ou causer des blessures lorsque les muscles sont tendus et inflexibles. Par exemple, soulever des poids sans une amplitude de mouvement appropriée au niveau des articulations peut entraîner des foulures ou des déchirures. Les étirements réduisent non seulement ces risques, mais favorisent également la guérison en augmentant le flux sanguin vers les muscles et les tissus, permettant ainsi une récupération plus rapide après une activité physique.

De nombreux types d'exercices, en particulier les activités à fort impact telles que la course à pied ou les entraînements aérobiques intenses, augmentent le risque de foulures ou de blessures si les muscles ne sont pas correctement échauffés et étirés. Les étirements avant et après l'activité améliorent la flexibilité, rendent les muscles plus souples et réduisent le risque de blessure.

4. Améliorer la posture et l'équilibre

Les étirements sont également importants car ils contribuent à améliorer la posture et l'équilibre. Une mauvaise posture, notamment chez les seniors, peut provoquer des déséquilibres musculaires et des douleurs. Une position assise prolongée, par exemple, peut raccourcir les muscles fléchisseurs de la hanche, resserrer le bas du dos et affaiblir les muscles fessiers, entraînant une mauvaise posture et un inconfort.

Des étirements réguliers peuvent aider à corriger ces déséquilibres en allongeant les muscles tendus et en rétablissant le bon alignement du corps. Maintenir une bonne posture est particulièrement important à mesure que l'on vieillit, car cela peut aider à prévenir les chutes et les blessures. Les exercices d'étirement qui ciblent les muscles du tronc, du dos et des jambes sont particulièrement efficaces pour améliorer la posture et réduire la tension vertébrale.

L'entraînement en force, quant à lui, vise avant tout à développer la puissance musculaire, ce qui est sans aucun doute important pour maintenir une bonne posture. Cependant, sans étirement, les muscles peuvent devenir trop tendus, ce qui entraîne un mauvais alignement et une tension accrue sur des groupes musculaires spécifiques. Les étirements aident à maintenir la flexibilité nécessaire à une posture optimale tout en gagnant en force grâce à d'autres exercices.

5. Connexion corps-esprit et relaxation

L'un des avantages les plus sous-estimés des étirements est leur capacité à favoriser une connexion corps-esprit plus forte. Les étirements nécessitent de prêter une attention particulière à la sensation du corps, à la distance qu'il peut parcourir et au moment où il a atteint ses limites. Ce mouvement de pleine conscience favorise la relaxation, réduit le stress et améliore la clarté mentale. De nombreuses personnes trouvent que les étirements, surtout lorsqu'ils sont effectués lentement et délibérément, soulagent l'anxiété et la tension, procurant ainsi des avantages mentaux que d'autres formes d'exercice ne pourraient pas apporter.

Les activités cardiovasculaires, comme la course à pied ou le vélo, sont plus énergiques et plus intenses, et même si elles sont bénéfiques pour l'esprit en libérant des endorphines, elles ne favorisent pas toujours la pleine conscience et la relaxation. L'entraînement en force améliore la résilience physique, mais il est souvent basé sur des mesures de performance telles que les séries, les répétitions et le poids soulevé. Les étirements, en revanche, peuvent servir de pratique méditative, permettant aux gens de s'accorder plus paisiblement et plus doucement à leur corps.

6. Compléter d'autres types d'exercices

Les étirements ne remplacent pas l'entraînement en force ou les exercices cardiovasculaires mais les complètent. Alors que l'entraînement cardio et musculaire améliore l'endurance, la santé cardiaque et la force musculaire, les étirements garantissent le bon fonctionnement de ces muscles et articulations. S'étirer régulièrement peut améliorer la mobilité et la flexibilité globales, améliorant ainsi les performances dans d'autres activités. Par exemple, un coureur avec des ischio-jambiers flexibles est plus susceptible d'avoir une forme de course efficace, ce qui réduit le risque de blessure et de fatigue.

Les étirements dans le cadre d'une routine de remise en forme complète aident les personnes âgées à conserver leur flexibilité et leur mobilité tout en augmentant leur force et leur endurance. Cela leur permet de continuer à effectuer facilement les tâches quotidiennes, comme se pencher, tendre la main et marcher, tout en réduisant le risque de chute ou de blessure.

Enfin, les étirements constituent un élément important d'une routine de remise en forme complète, en particulier pour les seniors. Alors que d'autres types d'exercices renforcent le cœur, développent les muscles et augmentent l'endurance, les étirements garantissent que ces muscles et articulations peuvent bouger librement et sans douleur. Il augmente la flexibilité, réduit les tensions, améliore la posture et favorise une connexion corps-esprit plus forte. Les étirements améliorent toutes les autres formes de mouvement et favorisent le bien-être physique tout au long de la vie.

Conseils Pour Éviter Les Blessures Lors Des Étirements

Une mauvaise technique, un effort excessif ou un manque de préparation peuvent entraîner des blessures qui annulent les avantages de l'étirement. Que vous soyez novice en matière d'étirements ou que vous le pratiquiez depuis des années, vous devez prendre des précautions pour vous assurer de vous étirer en toute sécurité. Voici quelques conseils pratiques pour éviter les blessures lors des étirements, notamment pour les seniors.

1. Échauffez-vous avant de vous étirer

Beaucoup de gens font l'erreur de s'étirer avant de s'échauffer. L'étirement des muscles froids peut entraîner des foulures, des déchirures ou des blessures, car les muscles sont moins souples s'ils ne sont pas correctement préparés. Un échauffement approprié augmente le flux sanguin vers les muscles, les rendant plus flexibles et préparés aux exigences des étirements.

L'échauffement ne doit pas nécessairement être fatiguant. Des activités simples telles que marcher sur place, de légers balancements des bras ou de légers mouvements du corps pendant 5 à 10 minutes devraient suffire. L'objectif est d'augmenter légèrement votre fréquence cardiaque et d'échauffer vos muscles afin qu'ils réagissent mieux aux étirements. Cette étape est particulièrement importante pour les personnes âgées, car leurs muscles peuvent mettre plus de temps à s'échauffer.

2. Commencez lentement et doucement

Lorsque vous démarrez une routine d'étirements, surtout si vous êtes nouveau dans ce domaine ou si vous ne vous êtes pas étiré depuis un certain temps, il est important de commencer lentement. Une extension trop rapide de vos muscles peut entraîner des tensions, voire des déchirures. Les étirements consistent à progresser progressivement plutôt que de pousser votre corps à ses limites d'un seul coup.

Commencez par avancer doucement dans chaque étirement. Maintenez chaque position pendant 10 à 30 secondes, en respirant profondément pour vous détendre pendant l'étirement. Vous devriez ressentir une légère tension dans le muscle mais aucune douleur. Si vous ressentez de la douleur, c'est le signal de votre corps d'arrêter ou de réduire l'intensité. Votre flexibilité s'améliorera avec le temps, vous permettant de vous étirer davantage.

3. Évitez les rebondissements et les mouvements saccadés

L'un des conseils les plus importants pour prévenir les blessures lors des étirements est d'éviter de rebondir ou d'utiliser des mouvements saccadés et incontrôlés. Cette technique, également connue sous le nom d'« étirement balistique », peut provoquer un resserrement des fibres musculaires au lieu de se détendre, augmentant ainsi le risque de blessure. Rebondir pendant un étirement peut fatiguer le muscle et provoquer des déchirures mineures, en particulier chez les personnes âgées dont les muscles peuvent ne pas récupérer aussi rapidement.

Concentrez-vous plutôt sur les étirements statiques, qui consistent à maintenir un étirement dans une position stationnaire pendant une période prolongée. Cela permet aux muscles de s'allonger progressivement sans risquer de se blesser lors de mouvements brusques. Les étirements statiques sont particulièrement bénéfiques pour les personnes âgées car ils augmentent la flexibilité et l'amplitude des mouvements de manière contrôlée et sûre.

4. Écoutez votre corps et connaissez vos limites

Les étirements ne devraient jamais être douloureux. Il est essentiel d'écouter votre corps et de reconnaître ses capacités actuelles. La flexibilité de chaque personne est unique, et ce qui est simple pour quelqu'un d'autre peut être difficile, voire nuisible pour vous.

Les étirements visent à améliorer progressivement la flexibilité au fil du temps, plutôt qu'à surmonter l'inconfort. Si vous ressentez une douleur vive ou intense pendant l'étirement, arrêtez immédiatement. La douleur est souvent un signe avant-coureur que quelque chose ne va pas, comme un étirement excessif ou un mauvais alignement, qui peut entraîner des blessures si elle est ignorée.

Ceci est particulièrement important pour les personnes âgées. Les muscles et les articulations vieillissants sont plus sujets aux tensions et aux déchirures, et pousser trop fort peut entraîner des temps de récupération prolongés ou des problèmes chroniques. Étirez-vous toujours dans votre zone de confort, en augmentant progressivement l'intensité à mesure que votre corps s'adapte.

5. Maintenir une forme et une technique appropriées

Une mauvaise forme physique est l'une des principales causes de blessures liées aux étirements. Une mauvaise technique entraîne une tension inutile sur les muscles et les articulations, entraînant des blessures au fil du temps. Par exemple, si vous étirez vos ischio-jambiers tout en pliant votre dos au lieu de vos hanches, vous risquez de vous blesser au bas du dos plutôt que de bénéficier de vos jambes.

Pour vous assurer que vous utilisez le bon formulaire, suivez ces directives :

- Lorsque vous vous étirez, notamment avec vos jambes, gardez le dos droit.
- Engagez vos muscles centraux pour maintenir votre colonne vertébrale stable pendant les mouvements.

- Pour éviter le stress articulaire, ne bloquez pas vos articulations (comme vos genoux ou vos coudes).
- Pour maintenir une bonne posture sans trop vous étendre, utilisez des accessoires tels que des sangles de yoga, des blocs ou des serviettes si nécessaire.

Si vous n'êtes pas sûr de votre forme, envisagez de suivre un cours ou de demander conseil à un professionnel du fitness qui pourra vous montrer la technique appropriée.

6. Respirez profondément et ne retenez pas votre souffle

La respiration est un aspect souvent négligé des étirements, mais elle est essentielle à la prévention des blessures. Retenir votre respiration peut provoquer un resserrement de vos muscles, ce qui rend difficile leur relaxation et leur allongement. Cela augmente le risque de tension ou de blessure, en particulier lors de longues périodes.

Les étirements doivent impliquer une respiration profonde et contrôlée. Inspirez profondément par le nez pendant que vous vous préparez à vous étirer, puis expirez lentement par la bouche tout en maintenant la position. Cela favorise la relaxation et permet un étirement plus profond sans provoquer de tensions musculaires. Une bonne respiration peut également améliorer la circulation, ce qui favorise la récupération musculaire et la flexibilité.

7. Utiliser les modifications et les outils de support

Certains tronçons peuvent être difficiles ou inconfortables pour les personnes âgées ou à mobilité réduite. Il est essentiel d'adapter ces étirements à vos capacités actuelles plutôt que de forcer votre corps dans des positions pour lesquelles il n'est pas préparé. Les étirements peuvent être rendus plus accessibles et sans blessures en utilisant des outils de soutien tels que des blocs de yoga, des sangles ou des coussins.

Si vous vous penchez vers l'avant en position assise et que vous ne parvenez pas à atteindre vos orteils, enroulez une sangle de yoga autour de vos pieds et tirez-vous doucement vers l'avant. Si un étirement vous semble trop intense, réduisez l'amplitude des mouvements ou faites-le assis ou allongé plutôt que debout. La clé est d'adapter le mouvement à votre corps, et non l'inverse.

8. Maintenir la cohérence mais prévoir un temps de récupération

La cohérence est la clé de toute routine de remise en forme, y compris les étirements. Cependant, s'étirer trop ou ne pas donner à votre corps suffisamment de temps pour récupérer entre les séances peut augmenter le risque de blessure. Les muscles ont besoin de temps pour se réparer et se renforcer, particulièrement après avoir été travaillés pendant des étirements.

Les personnes âgées devraient éviter de trop s'étirer car le corps récupère plus lentement avec l'âge. Essayez d'intégrer régulièrement des étirements à votre routine, mais soyez attentif aux signaux de votre corps. Permettez à vos muscles de récupérer avant la prochaine séance si vous vous sentez inhabituellement douloureux ou fatigué.

9. Restez hydraté

L'hydratation est souvent associée à des formes d'exercices plus intenses, mais elle est également importante lors des étirements. Les muscles déshydratés ont moins d'élasticité, ce qui les rend plus sujets aux tensions et aux blessures. Rester hydraté maintient vos muscles souples et flexibles, vous permettant de vous étirer en toute sécurité et plus efficacement.

Buvez de l'eau avant, pendant (si nécessaire) et après votre séance d'étirements pour maintenir vos muscles en pleine forme.

Les étirements présentent de nombreux avantages, notamment un soulagement de la douleur et une flexibilité accrue, mais ils doivent être effectués avec précaution pour éviter les blessures. S'échauffer, utiliser une bonne technique, écouter son corps et rester cohérent vous permettront de vous étirer en toute sécurité et de profiter des bienfaits sans risque de blessure.

CHAPITRE 2 : COMPRENDRE LE VIEILLISSEMENT ET LA FLEXIBILITÉ

Comment Le Vieillissement Affecte La Flexibilité Et L'élasticité Musculaire

À mesure que nous vieillissons, notre corps subit de nombreux changements, dont le plus important est une diminution de la flexibilité et de l'élasticité musculaire. Ces changements peuvent avoir un impact sur notre mobilité globale, nos activités quotidiennes et notre qualité de vie. Comprendre comment le vieillissement affecte ces caractéristiques physiques est essentiel pour développer des stratégies efficaces visant à maintenir et à améliorer la flexibilité, permettant ainsi un mode de vie plus actif et épanouissant.

Physiologie de la flexibilité et de l'élasticité

La flexibilité est la capacité de nos articulations et de nos muscles à effectuer une gamme complète de mouvements. Elle est influencée par divers facteurs, notamment l'élasticité des muscles, des tendons et des ligaments, ainsi que la forme des articulations. L'élasticité musculaire, quant à elle, fait référence à la capacité des fibres musculaires à s'étirer et à reprendre leur forme initiale. La flexibilité et l'élasticité sont essentielles aux mouvements fonctionnels, nous permettant d'accomplir facilement les tâches quotidiennes.

Le déclin de la flexibilité et de l'élasticité musculaire avec l'âge est principalement dû à des changements dans la composition et la structure des tissus conjonctifs. Les tendons et les ligaments sont des exemples de tissus conjonctifs qui se raidissent et perdent de leur flexibilité avec le temps. De plus, la production de collagène, une protéine qui fournit un soutien structurel aux tissus, diminue avec l'âge. Cette réduction peut altérer la capacité des muscles et des articulations à s'étirer et à récupérer, entraînant une diminution de la flexibilité.

Modifications de la masse musculaire et de la force

L'un des signes les plus visibles du vieillissement est la perte progressive de la masse musculaire, appelée sarcopénie. La sarcopénie commence dans la trentaine et progresse rapidement après 50 ans. À mesure que le nombre et la taille des fibres musculaires diminuent, les fibres restantes deviennent souvent moins efficaces pour se contracter et s'étirer. Cette perte de masse musculaire réduit non seulement la force mais contribue également à une diminution de la flexibilité.

La proportion de fibres musculaires à contraction rapide, responsables des mouvements rapides et de la puissance explosive, diminue plus rapidement que les fibres à contraction lente, utilisées pour les activités d'endurance. Ce changement peut réduire la capacité fonctionnelle globale des muscles, ce qui rend plus difficile l'exécution de tâches qui nécessitent à la fois force et flexibilité, comme se pencher pour ramasser quelque chose ou atteindre une hauteur supérieure.

Les changements conjoints et leur impact

Le vieillissement a également un impact sur les articulations. Le cartilage qui amortit les articulations se détériore progressivement, provoquant raideur et inconfort. Le liquide synovial qui lubrifie les articulations devient moins efficace avec l'âge, contribuant ainsi à une diminution de la mobilité. La flexibilité diminue à mesure que les articulations se raidissent et perdent leur capacité à bouger librement.

À mesure que les gens vieillissent, des affections comme l'arthrose deviennent plus courantes, ce qui peut nuire à la santé des articulations. L'arthrose provoque une inflammation, des douleurs et une amplitude de mouvement limitée, ce qui rend difficile les étirements ou la participation à des activités physiques régulières. Ces modifications articulaires peuvent déclencher un cycle d'inactivité, exacerbant la perte de flexibilité et d'élasticité musculaire.

Le rôle de l'inactivité

L'inactivité contribue de manière significative au déclin de la flexibilité et de l'élasticité musculaire chez les personnes âgées.

De nombreuses personnes deviennent moins actives à mesure qu'elles vieillissent, que ce soit en raison de problèmes de santé, de la peur des blessures ou simplement du manque d'opportunités d'activité physique. Ce mode de vie sédentaire peut provoquer une raideur supplémentaire et une atrophie musculaire, entraînant une boucle de rétroaction qui perpétue une diminution de la flexibilité.

Les étirements et l'activité physique sont essentiels pour préserver la souplesse et l'élasticité musculaire. La participation régulière à ces activités maintient la souplesse des muscles et des articulations et favorise la production de liquide synovial. Sans mouvement constant, les mécanismes naturels du corps permettant de maintenir la flexibilité et l'élasticité peuvent se détériorer.

Facteurs psychologiques

En plus des changements physiques, le vieillissement introduit des facteurs psychologiques qui peuvent altérer la flexibilité. La peur des blessures ou des chutes peut dissuader les personnes âgées de s'engager dans des activités physiques, entraînant ainsi une diminution supplémentaire de la flexibilité et de l'élasticité musculaire. Cette peur peut provenir d'expériences antérieures, de croyances sociétales sur le vieillissement ou d'un manque de confiance dans ses capacités physiques.

La motivation peut diminuer avec l'âge. Les personnes âgées peuvent croire que la flexibilité et l'exercice sont moins importants, ce qui conduit à négliger ces aspects critiques de la santé. Il est essentiel de surmonter ces barrières psychologiques pour encourager un mode de vie plus actif et accroître la flexibilité grâce à des étirements et des mouvements réguliers.

Stratégies Pour Maintenir La Flexibilité Et L'élasticité Musculaire

Malgré les défis qu'apporte le vieillissement, plusieurs stratégies peuvent aider à maintenir et à améliorer la flexibilité et l'élasticité musculaire :

1. **Étirements réguliers :** Des exercices d'étirement constants peuvent améliorer considérablement la flexibilité. Inclure des étirements statiques et dynamiques dans votre routine quotidienne peut aider à maintenir l'élasticité musculaire et la mobilité articulaire.

2. **Entraînement en force :** Même si cela peut paraître contre-intuitif, l'entraînement en force peut améliorer la flexibilité. Développer la force musculaire améliore le soutien des articulations et l'amplitude des mouvements.

3. **Activité physique équilibrée :** Combiner des exercices d'aérobic avec de la flexibilité et de la musculation peut offrir de nombreux avantages. La natation, la marche et le yoga favorisent tous la santé cardiovasculaire tout en améliorant la flexibilité et l'élasticité musculaire.

4. **Pratiques de pleine conscience :** Des techniques comme le yoga et le tai-chi favorisent la flexibilité tout en abordant les aspects mentaux du vieillissement. Ces pratiques favorisent

une approche consciente du mouvement, ce qui réduit la peur des blessures.

5. **Physiothérapie :** Si vous rencontrez des limitations importantes, un physiothérapeute peut vous proposer des exercices et des stratégies sur mesure pour améliorer votre flexibilité et répondre à des problèmes spécifiques liés au vieillissement.

6. **Restez hydraté :** Une bonne hydratation favorise la santé globale, y compris la fonction musculaire. Les muscles déshydratés peuvent devenir raides et moins élastiques, il est donc essentiel de rester hydraté.

Le vieillissement provoque des changements qui peuvent altérer la flexibilité et l'élasticité musculaire. Cependant, comprendre ces changements nous permet de prendre des mesures proactives pour en atténuer les effets. Une activité physique régulière, des étirements et des mouvements conscients peuvent aider les personnes âgées à conserver leur flexibilité, à améliorer leur qualité de vie et à mener une vie active. Souligner l'importance de ces pratiques peut contribuer à changer le discours sur le vieillissement, en mettant en évidence la possibilité d'un mouvement et d'une vitalité continus jusqu'à un âge avancé.

L'importance de maintenir la mobilité plus tard dans la vie

À mesure que nous vieillissons, le maintien de la mobilité devient de plus en plus important pour préserver notre indépendance, notre qualité de vie et notre bien-être général. La mobilité est définie comme la capacité de se déplacer librement et facilement, et elle est essentielle pour les personnes âgées dans les activités quotidiennes telles que marcher, se lever d'une chaise, se pencher et tendre la main. Malheureusement, à mesure que le corps vieillit, des changements physiques naturels tels que la perte musculaire, une diminution de la flexibilité et une raideur articulaire peuvent progressivement réduire la mobilité. Cependant, grâce à des mesures proactives telles qu'une activité physique régulière, des étirements et un entraînement en force, la mobilité peut être maintenue ou améliorée jusqu'à un âge avancé.

Avantages physiques du maintien de la mobilité

1. **Force et endurance accrues :** La sarcopénie, ou perte progressive de masse musculaire causée par le vieillissement, commence généralement après l'âge de 30 ans et s'accélère après l'âge de 60 ans. La faiblesse musculaire peut limiter la mobilité, rendant difficile même des tâches simples telles que marcher ou monter des escaliers. Les personnes âgées peuvent prévenir la perte

musculaire en pratiquant régulièrement des exercices de musculation qui améliorent à la fois la force et l'endurance. Le maintien de la mobilité grâce à l'activité physique peut ralentir la progression de la sarcopénie et améliorer la résilience physique globale, permettant ainsi aux personnes âgées d'être plus actives plus longtemps.

2. **Amélioration de la santé des articulations :** La mobilité est inextricablement liée à la santé de nos articulations, notamment des hanches, des genoux et de la colonne vertébrale. L'usure du cartilage (le tissu qui amortit les articulations) à mesure que nous vieillissons peut entraîner des affections comme l'arthrose, qui provoquent des douleurs, des raideurs et une amplitude de mouvement limitée. Le maintien de la mobilité maintient les articulations lubrifiées et flexibles, réduisant ainsi le risque de raideur et d'inflammation. Les activités à faible impact comme la natation, la marche et le yoga sont particulièrement bonnes pour la santé des articulations car elles encouragent le mouvement sans trop solliciter le corps.

3. **Équilibre et prévention des chutes :** L'une des préoccupations les plus sérieuses des personnes âgées à mobilité réduite est la possibilité de chute. Les Centers for Disease Control and Prevention (CDC) rapportent que les chutes sont la principale cause de blessures et de décès chez les personnes âgées aux États-Unis. Une mobilité réduite peut altérer l'équilibre, la coordination et le temps de

réaction, augmentant ainsi le risque de chute. Le Tai Chi, le yoga et d'autres exercices d'équilibre peuvent réduire considérablement le risque de chute en améliorant la stabilité et la conscience. Un entraînement régulier d'étirements et de flexibilité aide également à garder les muscles et les tendons souples, permettant au corps de bouger plus librement et de s'adapter aux changements brusques de posture.

4. **Gestion de la douleur chronique :** Les personnes âgées souffrent fréquemment de douleurs chroniques, notamment dans le bas du dos, les hanches et les genoux. Des affections telles que l'arthrite, la sciatique et la contracture musculaire générale peuvent être paralysantes, limitant la mobilité et créant un cercle vicieux d'inactivité et de douleur. Cependant, il a été démontré que des exercices d'étirement et de mobilité doux soulagent la douleur en améliorant la circulation, en soulageant les tensions musculaires et en favorisant un bon alignement du corps. Un mouvement régulier peut également aider à gérer des conditions telles que la fibromyalgie et les maux de dos chroniques, vous permettant ainsi de mener une vie plus confortable et plus active.

5. **Santé cardiovasculaire améliorée :** La santé cardiovasculaire est importante pour la mobilité globale, car le cœur et les poumons doivent fonctionner correctement pour fournir de l'oxygène aux muscles. L'activité physique, comme la marche, la natation ou le vélo, renforce le cœur et

améliore la circulation, permettant au sang riche en oxygène d'atteindre les muscles et les articulations. Cela améliore non seulement l'endurance, mais réduit également le risque de maladie cardiaque, d'hypertension et de diabète, qui peuvent tous entraîner une diminution de la mobilité au fil du temps.

Avantages mentaux et émotionnels

1. **Clarté mentale et fonction cognitive :** L'activité physique a un impact significatif sur la fonction cognitive, en particulier chez les personnes âgées. L'exercice, y compris les activités de mobilité, a été associé à une meilleure santé cérébrale, comme une meilleure mémoire, une meilleure attention et des capacités de résolution de problèmes. Le mouvement stimule la production cérébrale de produits chimiques tels que les endorphines et le facteur neurotrophique dérivé du cerveau (BDNF), qui favorisent la croissance et la réparation neuronales. L'exercice régulier peut également réduire le risque de déclin cognitif et de démence en augmentant le flux sanguin vers le cerveau et en stimulant le développement de nouveaux neurones.

2. **Indépendance accrue :** Le maintien de la mobilité affecte directement la capacité d'une personne âgée à vivre de manière autonome. Des tâches simples comme s'habiller, préparer les repas et se promener peuvent devenir plus difficiles à mesure que la mobilité est réduite. Les personnes âgées qui travaillent activement pour maintenir leur mobilité

sont plus susceptibles de conserver l'indépendance qu'elles apprécient, évitant ainsi d'avoir recours à des soignants ou à des résidences-services. L'indépendance est également associée à un plus grand sentiment d'estime de soi et de dignité, tous deux nécessaires au bien-être émotionnel plus tard dans la vie.

3. **Sentiments réduits d'isolement et de dépression :** L'un des aspects les plus sous-estimés de la mobilité est son impact sur la participation sociale. Les personnes âgées à mobilité réduite peuvent avoir du mal à quitter leur domicile, ce qui entraîne un sentiment d'isolement, de solitude et même de dépression. L'activité physique régulière aide les personnes âgées à maintenir des liens sociaux en leur permettant de participer à des activités de groupe, à des événements communautaires et à des rassemblements sociaux. Ces interactions sont essentielles à la santé émotionnelle car elles permettent le lien social et l'échange de soutien. De plus, il a été démontré que l'activité physique atténue les symptômes de dépression et d'anxiété, ce qui donne lieu à une vision plus optimiste de la vie.

4. **Qualité de sommeil supérieure :** La mobilité et l'activité physique sont également fortement liées à la qualité du sommeil. Les seniors qui maintiennent un mode de vie actif bénéficient d'un sommeil plus profond et plus réparateur. L'exercice aide à réguler le rythme circadien du corps, ce qui facilite l'endormissement et le sommeil toute la nuit. Un

sommeil amélioré stimule l'énergie et l'humeur, ce qui entraîne une boucle de rétroaction positive qui encourage la poursuite de l'activité physique et de la mobilité.

Maintenir la mobilité plus tard dans la vie est essentiel pour la santé physique et mentale. Il permet aux personnes âgées de rester indépendantes, de réduire leur risque de maladies chroniques et d'améliorer leur qualité de vie globale. Bien que le vieillissement entraîne des changements naturels dans le corps, des mesures proactives telles qu'une activité physique régulière, des étirements et des exercices d'équilibre peuvent aider les personnes âgées à rester mobiles et actives jusqu'à l'âge d'or.

Mythes Courants Sur Le Vieillissement Et L'exercice

Le vieillissement est un élément inévitable de la vie, mais il ne doit pas nécessairement entraîner un déclin de la santé, de la mobilité ou de la qualité de vie globale. L'exercice est l'un des moyens les plus efficaces de maintenir un mode de vie dynamique et actif à mesure que nous vieillissons. Il existe de nombreux mythes et idées fausses sur le vieillissement et l'activité physique qui découragent souvent les personnes âgées de faire de l'exercice régulièrement. Ces mythes peuvent susciter une peur ou une hésitation inutile, empêchant de nombreuses personnes de profiter des bienfaits d'une activité physique régulière. *Démystifions certains des mythes les plus courants sur le vieillissement et l'exercice.*

Mythe 1 : « Je suis trop vieux pour commencer à faire de l'exercice »

L'une des idées fausses les plus répandues est que si une personne n'a pas fait d'exercice régulièrement toute sa vie, il est trop tard pour commencer une fois qu'elle atteint un certain âge. Cela ne pourrait pas être plus éloigné de la vérité. Commencer une routine d'exercice à tout âge peut apporter des bénéfices significatifs pour la santé. De nombreuses études ont montré que même les personnes âgées de 70 à 80 ans et au-delà peuvent gagner en force, améliorer leur équilibre et améliorer leur santé cardiovasculaire grâce à un exercice régulier. Le corps est extrêmement adaptable et réagit à l'activité physique à tout âge.

Les personnes âgées peuvent constater des améliorations de santé plus spectaculaires lorsqu'elles commencent à faire de l'exercice plus tard dans la vie, car la différence entre un mode de vie sédentaire et un mode de vie actif est plus visible. Commencer un programme d'activité physique, qu'il s'agisse de musculation, de marche, de natation ou de yoga, est possible et bénéfique pour tous, quel que soit l'âge.

Mythe 2 : « L'exercice entraînera des blessures »

Une autre idée fausse très répandue est que l'exercice, en particulier l'entraînement musculaire ou cardiovasculaire, provoque des blessures chez les personnes âgées. S'il est vrai que les personnes âgées doivent prendre soin de leur corps et éviter le surmenage, un exercice approprié peut aider à prévenir les blessures. L'un des principaux avantages d'une activité physique régulière est qu'elle renforce les muscles et les os, améliore l'équilibre et la coordination et réduit le risque de chute et d'autres accidents.

Il est essentiel de reconnaître que l'inactivité peut être plus nocive que l'activité. Les modes de vie sédentaires peuvent provoquer une atrophie musculaire, des raideurs articulaires et une perte de flexibilité, qui augmentent tous le risque de blessure. La clé pour faire de l'exercice en toute sécurité pour les personnes âgées consiste à déterminer l'intensité et le type d'exercice appropriés à leur niveau de forme physique. Travailler avec un professionnel du fitness ou un physiothérapeute peut contribuer à garantir que les exercices sont sûrs et efficaces.

Les exercices d'étirement et de flexibilité peuvent également aider les personnes âgées à éviter les raideurs et la mobilité limitée, qui sont des causes courantes de blessures. Les exercices à faible impact, comme la natation, la marche et le yoga, sont particulièrement bénéfiques pour les personnes âgées préoccupées par le stress articulaire.

Mythe 3 : « Les personnes âgées devraient éviter l'entraînement en force »

Beaucoup de gens pensent que l'entraînement en force est réservé aux jeunes ou que soulever des poids est dangereux pour les personnes âgées. Cependant, l'entraînement en force est extrêmement bénéfique pour les personnes âgées et peut être intégré en toute sécurité à un programme d'exercices. L'entraînement en résistance est l'un des moyens les plus efficaces pour lutter contre la perte naturelle de masse musculaire qui se produit avec l'âge.

La sarcopénie, un déclin de la masse et de la force musculaire lié à l'âge, commence dans la trentaine et s'accélère après 60 ans. Sans intervention, cela peut entraîner une fragilité et une perte d'autonomie. L'entraînement en force préserve non seulement la masse musculaire mais augmente également la densité osseuse, réduisant ainsi le risque d'ostéoporose et de fractures.

L'entraînement en force ne nécessite pas nécessairement de soulever des objets lourds ou d'exercer des efforts intenses. Des bandes de résistance, des haltères légers et même des exercices de poids corporel tels que des squats, des fentes et des pompes murales peuvent vous aider à développer et à entretenir vos muscles. La clé est de commencer lentement, de se concentrer sur la forme appropriée et d'augmenter progressivement la résistance ou l'intensité à mesure que la force s'améliore.

Mythe 4 : « J'ai des problèmes de santé, je devrais donc éviter de faire de l'exercice »

De nombreuses personnes âgées souffrent de problèmes de santé tels que l'arthrite, les maladies cardiaques ou le diabète, et peuvent croire que faire de l'exercice n'est pas sécuritaire. En réalité, une activité physique régulière peut aider à gérer et même à améliorer un large éventail de maladies chroniques. Il a été démontré que l'exercice abaisse la tension artérielle, améliore le taux de cholestérol, améliore le contrôle de la glycémie, soulage les douleurs arthritiques et améliore la santé cardiovasculaire globale.

L'exercice est fréquemment recommandé dans le cadre du plan de traitement de diverses maladies chroniques. Des exercices d'étirement et de renforcement doux, par exemple, peuvent aider les personnes souffrant d'arthrite à réduire la douleur et la raideur, tandis que les exercices d'aérobie comme la marche ou le vélo peuvent améliorer la santé cardiaque des personnes atteintes d'une maladie cardiovasculaire.

Bien entendu, toute personne souffrant d'un problème de santé devrait consulter son médecin avant de commencer une nouvelle routine d'exercice. Un professionnel de la santé peut fournir des conseils personnalisés sur les types d'exercices qui sont à la fois sûrs et bénéfiques pour leurs problèmes de santé spécifiques. Avec les bons conseils, l'exercice peut être adapté à la plupart des problèmes de santé.

Mythe 5 : « L'exercice doit être intense pour être efficace »

Un autre mythe est que l'exercice doit être intense pour avoir des effets bénéfiques sur la santé, ce qui pousse de nombreuses personnes âgées à éviter complètement toute activité physique. Bien que les entraînements de haute intensité puissent être bénéfiques pour certains, les exercices d'intensité modérée ou faible sont souvent plus appropriés et très efficaces pour les personnes âgées.

Même des activités simples comme la marche, le jardinage et la danse peuvent avoir un impact significatif sur la santé physique et mentale. Le but est de continuer à bouger, pas de pousser le corps au-delà de ses capacités. Les personnes âgées privilégient la cohérence plutôt que l'intensité. Un exercice régulier et modéré pendant 30 minutes par jour, cinq jours par semaine, peut entraîner des améliorations significatives de la force, de la flexibilité, de la santé cardiovasculaire et de l'humeur.

Mythe 6 : « L'exercice ne fera aucune différence »

Il est facile de croire que l'exercice physique a peu d'impact sur la santé à mesure que les gens vieillissent. Cependant, il a été démontré que l'exercice régulier améliore considérablement la santé physique et mentale à tout âge. Les personnes âgées qui pratiquent régulièrement une activité physique sont plus susceptibles de conserver leur indépendance, d'avoir un meilleur équilibre et de ressentir moins de douleur due à des maladies chroniques.

L'exercice a des effets bénéfiques sur la santé mentale, particulièrement importants pour les personnes âgées. Une activité physique régulière peut améliorer la fonction cognitive, atténuer les symptômes de dépression et d'anxiété et améliorer l'humeur générale. Selon une étude, les personnes âgées qui font régulièrement de l'exercice sont plus susceptibles de conserver une vision positive de la vie et de rester socialement engagées, deux éléments qui contribuent à une meilleure qualité de vie.

Mythe 7 : « Le repos est préférable pour les articulations douloureuses »

De nombreuses personnes âgées pensent que si elles ressentent des douleurs ou des raideurs articulaires, elles devraient éviter de bouger pour éviter un inconfort supplémentaire. Cependant, être inactif peut exacerber les douleurs articulaires. Des mouvements réguliers, en particulier des activités à faible impact comme la natation, le vélo ou le yoga doux, contribuent à lubrifier les articulations et à réduire les raideurs.

L'exercice peut également renforcer les muscles entourant les articulations, améliorant ainsi le soutien et réduisant le stress sur les articulations elles-mêmes. S'il est important d'écouter son corps et d'éviter les activités qui provoquent des douleurs importantes, éviter complètement les mouvements peut entraîner des problèmes articulaires supplémentaires à long terme.

Mythe 8 : « Seul le cardio compte, pas la force ou la flexibilité »

Il existe une idée fausse très répandue selon laquelle les exercices cardiovasculaires, comme la marche ou la natation, sont les seuls types d'exercices réellement bénéfiques pour les personnes âgées. Bien que le cardio soit important pour la santé cardiaque, l'endurance et la vigueur, ce n'est pas la seule forme d'exercice pour les personnes âgées. Les exercices de musculation et de flexibilité sont tout aussi importants pour la santé et le bien-être en général.

L'entraînement en force, comme indiqué précédemment, contribue à préserver la masse musculaire et la densité osseuse, toutes deux essentielles au maintien de la mobilité, à la prévention des chutes et à la réduction du risque de fractures. De nombreuses tâches quotidiennes, comme monter des escaliers, soulever des courses ou se lever d'une chaise, nécessitent de la force. Sans entraînement régulier en résistance, ces tâches peuvent devenir plus difficiles à mesure que nous vieillissons.

Les exercices de flexibilité, tels que les étirements et le yoga, sont également importants car ils augmentent l'amplitude des mouvements des articulations et préviennent les raideurs. Le maintien de la flexibilité améliore l'équilibre et la coordination, ce qui rend les chutes moins probables. Il aide également les personnes âgées à effectuer leurs activités quotidiennes plus confortablement et réduit le risque de blessures liées à des mouvements brusques ou à des positions inconfortables.

Une routine d'exercices bien équilibrée comprenant des exercices de cardio, de force et de flexibilité aide les personnes âgées à maintenir leur santé globale, leur indépendance et leur qualité de vie à mesure qu'elles vieillissent.

Mythe 9 : « L'exercice sert uniquement à perdre du poids »

De nombreuses personnes, en particulier les personnes âgées, pensent que la principale raison de faire de l'exercice est de perdre du poids et que si la perte de poids n'est pas un objectif, il n'y a aucune raison de s'entraîner. Bien que l'exercice puisse aider à gérer le poids, il présente des avantages considérables. L'activité physique régulière améliore la santé cardiaque, renforce les os et les muscles, améliore la santé mentale et réduit le risque de maladies chroniques, quel que soit le poids.

L'objectif de l'exercice chez les personnes âgées devrait être la condition physique fonctionnelle, ou la capacité d'effectuer les tâches quotidiennes de manière indépendante, plutôt que la perte de poids. L'exercice améliore la force, l'équilibre et la coordination, qui sont tous nécessaires aux tâches quotidiennes telles que marcher, monter les escaliers et même jouer avec les petits-enfants. Il améliore également la santé cérébrale en réduisant le risque de déclin cognitif et de démence.

L'activité physique peut améliorer l'humeur, soulager l'anxiété et la dépression et améliorer la qualité de vie globale. Les personnes âgées qui font régulièrement de l'exercice déclarent se sentir plus énergiques et vitales, quel que soit leur poids.

Mythe 10 : « Je fais suffisamment d'exercice rien qu'en effectuant les tâches ménagères »

De nombreuses personnes âgées pensent que les activités quotidiennes telles que le ménage, le jardinage et les courses constituent une activité physique suffisante pour rester en bonne santé. Même si ces activités permettent aux personnes âgées de bouger et de rester actives, elles ne fournissent pas nécessairement toute la gamme d'activités physiques requises pour une santé optimale.

Les tâches ménagères impliquent généralement des mouvements légers à modérés, mais elles ne mettent pas forcément à rude épreuve le système cardiovasculaire, n'augmentent pas la force musculaire ou n'améliorent pas la flexibilité de la même manière que les exercices structurés. Les activités quotidiennes sont bénéfiques pour rester actif, mais elles doivent être complétées par des exercices axés sur la force, l'endurance, l'équilibre et la flexibilité.

Une routine de marche régulière, par exemple, améliore la santé cardiovasculaire ; les exercices de musculation augmentent la densité musculaire et osseuse ; et les routines d'étirement améliorent la flexibilité et la mobilité articulaire. La combinaison de ces exercices avec des activités quotidiennes constitue une approche complète pour maintenir notre santé et notre forme physique à mesure que nous vieillissons.

Mythe 11 : « Je perdrai de la masse musculaire et de la force quoi qu'il arrive »

Même si la masse musculaire diminue avec l'âge, l'idée selon laquelle la perte musculaire est inévitable et irréversible est erronée. La sarcopénie, ou atrophie musculaire, fait partie du processus normal de vieillissement, mais elle peut être considérablement ralentie, voire inversée, grâce à un entraînement régulier en force.

Des recherches ont montré que les personnes âgées qui s'adonnent à un entraînement en résistance peuvent retrouver leur masse musculaire et leur force, leur permettant ainsi d'accomplir leurs tâches quotidiennes et de conserver leur indépendance. Ce mythe décourage souvent les personnes âgées de tenter de gagner en force, ce qui entraîne un déclin physique inutile.

Il n'est jamais trop tard pour commencer l'entraînement en force et les bienfaits sont visibles à tout âge. Avec des conseils appropriés et une routine cohérente, les personnes âgées peuvent retrouver leur force fonctionnelle, améliorer leur posture et réduire leur risque de chute. Les bandes de résistance, les haltères légers ou les exercices au poids du corps peuvent tous être des formes d'entraînement en force extrêmement efficaces.

Mythe 12 : « L'exercice est trop ennuyeux »

Certaines personnes âgées évitent de faire de l'exercice parce qu'elles pensent que c'est monotone ou ennuyeux. Ils peuvent imaginer passer des heures sur un tapis roulant ou soulever des poids dans une salle de sport, ce qui ne semble pas particulièrement attrayant. Cependant, l'exercice ne doit pas nécessairement être fastidieux ou répétitif. Il existe de nombreuses façons de rester actif, à la fois amusantes et engageantes.

Les cours de conditionnement physique en groupe, tels que les programmes d'aquagym, de yoga ou de danse, sont une façon agréable et sociale de faire de l'exercice. Les activités de plein air comme la marche dans le parc, le jardinage et le vélo offrent un air pur et un dépaysement. De nombreuses personnes âgées apprécient des activités comme le tai-chi, qui combine mouvements doux, pleine conscience et soulagement du stress.

La clé pour rendre l'exercice agréable est de trouver des activités qui correspondent à ses intérêts et préférences. Qu'il s'agisse de rejoindre un groupe de marche local, de jouer au tennis avec des amis ou simplement de danser dans le salon, il existe de nombreuses façons de rester actif sans s'ennuyer ou s'enliser dans une routine.

Surmonter les mythes

Briser ces mythes courants sur le vieillissement et l'exercice révèle que l'activité physique est non seulement sans danger pour les personnes âgées, mais également nécessaire à leur santé, leur indépendance et leur qualité de vie. L'idée selon laquelle les personnes âgées devraient « y aller doucement » ou éviter de faire de l'exercice en raison de leur âge est dépassée et potentiellement dangereuse. En réalité, l'exercice régulier peut aider les personnes âgées à conserver leur force, à éviter les blessures, à gérer les maladies chroniques et à mener une vie plus active et plus épanouissante.

La clé du succès est de sélectionner les bons types d'exercices, d'écouter votre corps et de commencer lentement. Les personnes âgées devraient donner la priorité aux exercices qui augmentent la force, la flexibilité, l'équilibre et l'endurance. Il est également essentiel de consulter un professionnel de la santé avant de commencer un nouveau programme d'exercice, en particulier pour les personnes souffrant de maladies chroniques.

Enfin, l'âge ne doit jamais être considéré comme un obstacle à la forme physique. Les personnes âgées peuvent bénéficier de rester actives de diverses manières, notamment la marche, la natation, le yoga et l'entraînement en force. L'exercice préserve la capacité du corps à bouger librement, permettant aux personnes âgées de vivre leurs années d'or avec confiance et vitalité.

CHAPITRE 3 : PRÉPARER VOTRE CORPS AUX ÉTIREMENTS

Techniques D'échauffement Pour Les Seniors

Un échauffement bien conçu est un élément important de toute routine d'exercice, en particulier pour les personnes âgées. Il aide à préparer le corps à des activités plus intenses en augmentant progressivement le flux sanguin, en réchauffant les muscles et en améliorant la mobilité des articulations. L'échauffement est particulièrement important pour les personnes âgées car il réduit le risque de blessure, augmente la flexibilité et améliore les performances globales.

S'échauffer avant de s'engager dans une activité physique est essentiel pour les personnes de tous âges, mais il est particulièrement important pour les personnes âgées. En vieillissant, nos muscles perdent de leur élasticité et nos articulations se raidissent, ce qui augmente notre vulnérabilité aux foulures, entorses et autres blessures. Le risque de douleurs articulaires et de raideurs musculaires augmente, c'est pourquoi une bonne routine d'échauffement peut aider à atténuer ces problèmes et à rendre l'exercice plus confortable.

Un échauffement approprié stimule le flux sanguin vers les muscles, augmente la température corporelle et active le système cardiovasculaire. Cela aide à « réveiller » les muscles et les articulations, les rendant plus flexibles et prêts à bouger. Un échauffement active le système nerveux, ce qui entraîne une amélioration de la coordination et de l'équilibre, essentiels aux personnes âgées pour éviter les chutes et autres accidents.

L'échauffement doit être à faible impact et adapté aux capacités de chacun. Les seniors doivent écouter leur corps, commencer lentement et se concentrer sur des mouvements doux et contrôlés.

Directives d'échauffement pour les personnes âgées

Avant d'aborder des techniques spécifiques, il est essentiel de saisir les principes clés d'un échauffement efficace pour les seniors :

- **Commencez lentement :** Le but de l'échauffement est d'augmenter progressivement la fréquence cardiaque et de préparer le corps à une activité plus intense. Les mouvements doivent être lents et contrôlés au début.
- **Focus sur la mobilité conjointe :** En vieillissant, nos articulations deviennent moins mobiles, les mouvements axés sur les articulations sont donc essentiels pour l'échauffement d'une personne âgée. Des mouvements doux qui augmentent la flexibilité des genoux, des hanches, des épaules et de la colonne vertébrale sont essentiels pour réduire la raideur.

- **Engagez tout le corps :** Bien que certains exercices puissent cibler des groupes musculaires spécifiques, il est essentiel d'impliquer tout le corps pendant l'échauffement afin de garantir que tous les muscles et articulations sont prêts à l'activité.
- **Faible impact :** Évitez les exercices à fort impact qui peuvent fatiguer les articulations ou causer des blessures. L'échauffement d'un senior doit être doux pour les articulations et adapté à ses capacités physiques.

L'échauffement devrait faire partie intégrante de toute séance d'exercice. Sauter l'échauffement augmente le risque de blessure et réduit l'efficacité globale de l'entraînement.

Maintenant que nous avons discuté de l'importance de l'échauffement, examinons quelques techniques d'échauffement spécialement conçues pour les seniors.

1. Marche assise

La marche assise est une manière douce d'augmenter la fréquence cardiaque et d'engager les muscles des jambes et du tronc, en particulier pour les personnes âgées qui peuvent avoir une mobilité limitée ou qui ne sont pas à l'aise de rester debout pendant de longues périodes.

Comment procéder : Asseyez-vous sur une chaise solide, les pieds à plat sur le sol et le dos droit. Commencez par soulever un genou vers votre poitrine, puis abaissez-le et répétez avec l'autre. Continuez à alterner dans un mouvement de marche.

Durée: 1 à 2 minutes à un rythme modéré.

Avantages: Cet exercice améliore la circulation, renforce le bas du corps et est doux pour vos articulations.

2. Cercles de bras

Les cercles de bras peuvent aider à relâcher les épaules et à augmenter l'amplitude de mouvement du haut du corps. Ce mouvement est particulièrement bénéfique pour les personnes âgées qui peuvent avoir des raideurs aux épaules et dans le haut du dos.

Comment procéder : Tenez-vous debout ou asseyez-vous avec les bras étendus sur les côtés, à hauteur d'épaule. Faites lentement de petits cercles avec vos bras, en augmentant progressivement la taille de chaque cercle. Après 15 à 20 secondes, inversez la direction.

Durée: 30 secondes pour chaque direction.

Avantages: Cet exercice favorise la circulation sanguine vers les articulations de l'épaule, augmente la mobilité de l'épaule et réduit la raideur.

3. Rotations de la cheville

Les rotations des chevilles sont un excellent moyen d'échauffer le bas de vos jambes et vos pieds, qui sont souvent négligés dans les programmes d'échauffement. Maintenir la flexibilité de la cheville est essentiel pour les personnes âgées qui souhaitent maintenir leur équilibre et éviter les chutes.

Comment procéder : En position assise, soulevez un pied du sol et faites doucement pivoter la cheville dans un mouvement circulaire. Après 10 rotations, changez de direction. Répétez avec l'autre pied.

Durée: Dix rotations dans chaque sens pour chaque cheville.

Avantages: Cet exercice augmente la mobilité et la flexibilité de la cheville, essentielles à la marche et à l'équilibre.

4. Étirement chat-vache (assis ou debout)

L'étirement Cat-Cow est un mouvement doux et fluide qui augmente la flexibilité de la colonne vertébrale. Cet étirement est particulièrement bénéfique pour les personnes âgées souffrant de raideurs ou d'inconfort dans le bas du dos.

Comment procéder : Commencez par vous asseoir ou vous tenir debout, les pieds à plat sur le sol et le dos droit. Inspirez en cambrant le dos, en soulevant votre poitrine et en inclinant votre bassin vers l'arrière (pose de la vache). Expirez en arrondissant votre dos, en tirant votre nombril vers votre colonne vertébrale et en rentrant votre bassin en dessous (Cat Pose). Répétez lentement.

Durée: 30 à 60 secondes.

Avantages: Ce mouvement augmente la flexibilité de la colonne vertébrale et peut soulager les tensions dans le bas du dos.

5. Haussements d'épaules

Le haussement d'épaules est un moyen simple et efficace de détendre le cou et les épaules, souvent tendus et raides chez les seniors.

Comment procéder : Asseyez-vous ou tenez-vous debout, les bras le long du corps. Montez lentement vos épaules jusqu'à vos oreilles, maintenez-les pendant une seconde, puis abaissez-les. Vous pouvez également faire rouler vos épaules dans un mouvement circulaire pour améliorer la mobilité.
Durée: 30 à 60 secondes.
Avantages: Les haussements d'épaules aident à soulager les tensions dans le cou et les épaules tout en améliorant la mobilité du haut du corps.

6. Augmentation du talon

Les augmentations de talon font travailler les mollets et le bas des jambes, augmentant la circulation et renforçant les muscles nécessaires à la marche et à l'équilibre. Ils sont particulièrement bénéfiques pour les personnes âgées qui peuvent avoir des problèmes d'équilibre ou qui ont les jambes plus faibles.

Comment procéder : Tenez-vous derrière une chaise et tenez-vous pour vous soutenir. Soulevez lentement vos talons du sol, en montant sur la pointe de vos pieds avant de redescendre. Répétez le mouvement.

Durée: 10 à 15 répétitions.

Avantages: Les augmentations de talon renforcent les muscles du mollet, améliorent l'équilibre et augmentent la circulation des jambes.

7. Étirements doux du cou

De nombreuses personnes âgées souffrent de raideurs au niveau de la nuque, ce qui peut provoquer des inconforts et des maux de tête. Des étirements doux du cou sont un moyen sûr de réchauffer cette zone sensible et de soulager les tensions.

Comment procéder : Asseyez-vous ou tenez-vous debout, le dos droit. Inclinez lentement votre tête d'un côté, en rapprochant votre oreille de votre épaule. Maintenez la position pendant quelques secondes, puis passez du côté opposé. Vous pouvez également effectuer de légères rotations du cou en bougeant votre tête en petits cercles.

Durée: 30 à 60 secondes de chaque côté.

Avantages: Les étirements du cou soulagent les tensions, augmentent l'amplitude des mouvements et réduisent la raideur.

8. Toucher latéral

Ce mouvement dynamique est un excellent moyen d'échauffer les jambes et les hanches tout en augmentant progressivement la fréquence cardiaque. C'est un exercice à faible impact qui peut être pratiqué debout ou à l'aide d'une chaise.

Comment procéder : Tenez-vous debout, les pieds écartés à la largeur des hanches. Faites un pas vers la droite avec votre pied droit, puis rapprochez votre pied gauche de celui-ci. Répétez sur le côté gauche. Vous pouvez augmenter la vitesse pour augmenter légèrement votre fréquence cardiaque.
Durée: 1 à 2 minutes.
Avantages: Cet exercice fait travailler les jambes et les hanches, améliore la coordination et augmente progressivement la fréquence cardiaque.

Un échauffement efficace est essentiel pour les seniors qui souhaitent rester actifs et éviter les blessures. L'intégration de ces techniques d'échauffement simples et à faible impact dans les routines quotidiennes bénéficiera à la flexibilité, à la mobilité et à la santé globale des personnes âgées. Ces exercices sont suffisamment doux pour s'adapter à différents niveaux de forme physique tout en préparant efficacement le corps à des activités plus intenses.

Que porter et les meilleurs outils pour s'étirer

Le port de vêtements et d'outils appropriés est un élément important pour rendre vos séances d'étirement à la fois sûres et efficaces. Que vous vous étiriez à la maison, à l'extérieur ou en classe, les bons vêtements et équipements peuvent vous aider à améliorer votre technique, à éviter les blessures et à rendre les étirements plus confortables.

Dans ce guide, nous passerons en revue les bases de ce qu'il faut porter pour s'étirer, ainsi que quelques outils recommandés pour vous aider à optimiser votre routine d'étirement, en particulier pour les personnes âgées de plus de 70 ans. Nous donnerons la priorité au confort, à la sécurité et à la polyvalence pour garantir vous avez tout ce dont vous avez besoin pour une expérience agréable et productive.

A. Que porter pour s'étirer

1. Vêtements confortables et respirants

Le facteur le plus important à prendre en compte au moment de décider quoi porter pour s'étirer est le confort. Des vêtements serrés et restrictifs peuvent limiter votre amplitude de mouvement, tandis que des vêtements amples peuvent gêner certains étirements.

- Choisissez des tissus légers et respirants, comme le coton ou des mélanges synthétiques qui évacuent l'humidité. Ces tissus vous gardent au frais et à l'aise tout en permettant à votre peau de respirer. Évitez les tissus lourds ou rigides, comme le denim, qui peuvent limiter les mouvements et rendre les étirements difficiles.

- Choisissez des vêtements suffisamment ajustés pour bouger avec vous, mais pas trop serrés. Par exemple, un legging ajusté ou un pantalon de yoga vous permettra de bouger librement tout en évitant que l'excédent de tissu ne se coince lors des mouvements. Les vêtements amples, tels que les pantalons de survêtement amples, peuvent être confortables, mais ils peuvent se froisser et devenir gênants, en particulier lors des étirements en position assise ou au sol.

- Si vous vous étirez dans un environnement frais, pensez à superposer vos vêtements. Une veste légère ou un haut à manches longues peut garder vos muscles au chaud avant et après votre entraînement. Pour éviter la surchauffe, assurez-vous que vos couches sont faciles à retirer une fois échauffées.

2. Chaussures de soutien (ou pas de chaussures)

Les chaussures sont importantes pour maintenir la stabilité et l'équilibre pendant les étirements, en particulier pour les personnes âgées qui sont plus susceptibles de tomber.

Cependant, selon votre routine d'étirements, vous n'aurez peut-être pas besoin de chaussures du tout.

- Aller pieds nus est idéal pour de nombreuses routines d'étirement, notamment celles inspirées du yoga. Cela vous aide à vous sentir ancré et améliore votre équilibre, ce qui est particulièrement utile pour les personnes âgées travaillant sur la stabilité. Si marcher pieds nus est inconfortable, essayez de porter des chaussettes avec des poignées antidérapantes pour éviter de glisser sur le sol ou sur un tapis de yoga.

- Si vous préférez porter des chaussures ou effectuer des étirements qui nécessitent de rester debout ou de bouger (comme des étirements dynamiques), choisissez des chaussures de soutien avec un bon soutien de la voûte plantaire et une semelle antidérapante. Les chaussures de sport ou de marche sont de bons choix car elles offrent la stabilité nécessaire aux étirements basés sur l'équilibre.

3. Ceintures flexibles

Les pantalons ou shorts dotés d'une ceinture flexible offrent un plus grand confort et une plus grande liberté de mouvement. Les ceintures élastiques ou à cordon de serrage sont idéales pour s'ajuster à votre niveau de confort. Évitez tout ce qui est trop serré autour de votre abdomen, car cela peut empêcher la respiration profonde, nécessaire lors des exercices d'étirement.

4. Évitez les boutons, les fermetures éclair et les accessoires lourds

Les fermetures éclair, les boutons et les accessoires lourds peuvent s'enfoncer dans votre peau ou provoquer une gêne lors des étirements qui nécessitent de s'allonger sur le sol ou de se pencher en avant. Choisissez des vêtements sans couture autant que possible et évitez les bijoux ou accessoires lourds qui pourraient gêner ou causer des blessures.

B. Outils recommandés pour les étirements

L'utilisation des outils appropriés peut améliorer considérablement l'efficacité de votre routine d'étirement. Pour les personnes âgées, ces outils aident non seulement à approfondir les étirements, mais offrent également un soutien et une sécurité supplémentaires, ce qui est particulièrement important pour les personnes à mobilité réduite. *Voici quelques outils essentiels à intégrer à votre routine d'étirements :*

1. Tapis de yoga

Un tapis de yoga est un outil essentiel pour s'étirer, surtout si vous le faites au sol. Il offre une surface confortable et une adhérence adéquate, réduisant ainsi le risque de glisser pendant les poses ou les étirements.

- Un bon tapis de yoga offre un amorti, ce qui est particulièrement important pour les personnes âgées susceptibles de ressentir une sensibilité articulaire. Un tapis plus épais (entre 5 mm et 10 mm) offre plus de soutien et de confort aux genoux, au dos et aux hanches lors des étirements. Si vous avez des articulations particulièrement sensibles, choisissez un tapis surépais pour éviter toute gêne.

- Recherchez un tapis avec une surface antidérapante pour assurer la stabilité lorsque vous effectuez des étirements ou des poses debout. Ceci est essentiel pour la sécurité, surtout si vous ajoutez à votre routine des mouvements axés sur l'équilibre.

- Si vous avez l'intention d'apporter votre tapis à un cours ou de vous étendre à l'extérieur, choisissez-en un léger et facile à enrouler. Certains tapis comprennent des sangles ou des sacs pour faciliter le transport.

2. Sangles de yoga

Les sangles de yoga sont idéales pour faciliter les étirements, surtout si vous avez une flexibilité limitée. Ils vous permettent d'effectuer des étirements plus profonds en offrant plus de portée et de soutien.

- Une sangle de yoga peut vous aider à augmenter progressivement votre flexibilité en vous permettant de vous étirer davantage sans effort. Par exemple, si vous ne parvenez pas à atteindre vos orteils lorsque vous êtes assis vers l'avant, enrouler une sangle autour de vos pieds et tenir les extrémités peut vous aider à vous étirer en toute sécurité.

- Les sangles peuvent également être utilisées pour aider à maintenir l'équilibre pendant les étirements debout, comme les poses dans lesquelles vous tenez votre jambe en l'air. Ceci est particulièrement bénéfique pour les personnes âgées qui peuvent avoir des difficultés à rester stables.

- La plupart des sangles de yoga sont réglables, ce qui vous permet de les adapter à vos besoins spécifiques. Recherchez une sangle d'au moins 6 pieds de long pour garantir la flexibilité sur une variété d'étirements.

3. Blocs de mousse

Les blocs de mousse offrent soutien et stabilité, vous permettant d'obtenir un bon alignement lors de vos étirements. Ils sont particulièrement utiles pour les personnes âgées qui ont des difficultés à atteindre le sol ou à tenir certaines poses.

- Placez des blocs de mousse sous vos mains, vos pieds ou votre siège pour fournir un soutien pendant les étirements en position assise. Par exemple, si vous faites un virage assis vers l'avant mais que vous ne parvenez pas à atteindre le sol, placer des blocs sous vos mains vous permet de ressentir l'étirement sans effort.

- Les blocs peuvent également être utilisés pour aider à l'équilibre pendant les étirements debout. Par exemple, dans une pose en triangle, placez un bloc sur le sol à côté de votre pied et posez votre main dessus pour augmenter la stabilité.

Les blocs de mousse sont légers et portables, ce qui en fait un excellent ajout à toute routine d'étirement, que ce soit à la maison ou en classe.

4. Traversins ou oreillers

Les traversins et les oreillers offrent un confort et un soutien supplémentaires lors des étirements, en particulier dans les poses réparatrices. Ils sont idéaux pour les personnes âgées qui souhaitent se détendre sans exercer de pression excessive sur leurs muscles ou leurs articulations.

- Pour fournir un soutien doux et réduire la tension lors des étirements inclinés comme un papillon incliné ou une torsion de la colonne vertébrale, placez un traversin sous le dos ou la hanche.

- Les traversins sont fréquemment utilisés dans le yoga réparateur pour aider le corps à se détendre complètement dans chaque pose. Placer un traversin sous vos genoux en position allongée, par exemple, peut aider à soulager les tensions dans le bas du dos.

5. Chaise

Une chaise robuste est un excellent outil pour les personnes âgées qui peuvent avoir du mal à se lever et à descendre du sol. Les étirements sur chaise vous permettent d'effectuer une variété de mouvements en position assise ou debout, ce qui les rend adaptés aux personnes à mobilité réduite.

- Utilisez une chaise pour effectuer des étirements tels que des torsions de la colonne vertébrale en position assise, des étirements des ischio-jambiers et des étirements du cou.

- Le dossier de la chaise peut être utilisé pour fournir équilibre et soutien pendant les étirements debout tels que les étirements des mollets, les étirements en quad et les fentes debout.

Le port de vêtements appropriés et l'intégration d'outils de soutien dans votre routine d'étirement peuvent améliorer considérablement votre confort, votre sécurité et votre efficacité. Pour les seniors de plus de 70 ans, il est essentiel de privilégier la facilité de mouvement, l'équilibre et le soutien articulaire. En portant des vêtements respirants et flexibles et en utilisant des outils tels que des tapis de yoga, des sangles, des blocs et des chaises, vous pouvez améliorer votre flexibilité et votre mobilité tout en réduisant votre risque de blessure.

Créer Un Environnement Confortable Pour Les Étirements

Pour profiter pleinement des bienfaits des étirements, créez un environnement confortable et relaxant. S'étirer dans un environnement confortable aide non seulement à prévenir les blessures, mais améliore également les bienfaits mentaux et émotionnels de l'exercice. Que vous vous étiriez le matin, avant ou après une activité physique, ou dans le cadre d'une routine de détente nocturne, voici quelques considérations clés pour créer l'environnement idéal.

1. Choisissez le bon espace

La première étape pour créer un environnement d'étirement confortable consiste à identifier un emplacement approprié. Cet espace doit être sans distraction et suffisamment grand pour vous permettre de vous déplacer librement dans toutes les directions sans entrer en collision avec des objets. Un environnement sans encombrement est nécessaire, car l'encombrement peut provoquer des sentiments de stress et d'anxiété, ce qui peut nuire à votre capacité à vous détendre pendant les étirements. Idéalement, le cadre doit être calme et privé, vous permettant de vous concentrer uniquement sur votre corps et votre respiration.

Si possible, choisissez un endroit avec de la lumière naturelle. Il a été démontré que la lumière naturelle améliore l'humeur, réduit le stress et améliore la concentration. Si vous vous étirez le soir ou tôt le matin, assurez-vous que l'éclairage est doux et pas trop intense, car les lumières vives peuvent être trop stimulantes. L'éclairage orientable est un excellent choix car il permet de créer l'ambiance appropriée à différents moments de la journée.

Un autre facteur important à prendre en compte lors du choix d'un espace est l'accessibilité. Assurez-vous que la zone est facilement accessible, sans tapis, cordons ou meubles susceptibles de provoquer des trébuchements ou un inconfort. Ceci est particulièrement important pour les personnes âgées qui peuvent avoir des problèmes d'équilibre ou une mobilité limitée.

2. La bonne surface

S'étirer sur une surface de soutien et confortable est essentiel pour protéger vos articulations et fournir un amorti adéquat à votre corps. Un tapis de yoga ou d'exercice de haute qualité peut améliorer considérablement les niveaux de confort, en particulier lorsque vous effectuez des étirements qui nécessitent de vous allonger sur le sol ou d'appuyer vos genoux et vos mains contre le sol.

Le tapis doit être suffisamment épais pour amortir votre corps, mais pas trop mou, car cela pourrait provoquer une instabilité dans certaines poses. Les tapis plus épais (environ 1/2 pouce d'épaisseur) sont idéaux pour les personnes âgées car ils offrent plus de soutien aux genoux et au dos tout en permettant des étirements debout avec stabilité. Si vous n'avez pas de tapis, utilisez plutôt un tapis ou un tapis moelleux. Cependant, il est essentiel de veiller à ce que la surface ne soit pas trop glissante, car cela pourrait provoquer des blessures.

Tenez également compte de la température du sol. Les sols froids peuvent être inconfortables et vous décourager de vous étirer régulièrement. Pendant les mois les plus froids, poser une couverture sur votre tapis ou votre moquette peut apporter une chaleur et un confort supplémentaires, permettant à vos muscles de se détendre.

3. Température et ventilation

La température de votre environnement d'étirement est essentielle au confort et à l'efficacité de vos étirements. Les muscles chauds sont plus souples et moins sujets aux blessures, les étirements doivent donc être effectués dans un environnement chaud mais pas trop chaud. Visez une température ambiante de 68 à 72 degrés Fahrenheit (20 à 22 degrés Celsius), ce qui est généralement confortable pour la plupart des gens.

Si la pièce est trop froide, vos muscles peuvent se raidir, ce qui rend difficile les étirements efficaces et augmente le risque de blessure. Pour garder vos muscles au chaud pendant la séance, utilisez un radiateur ou superposez vos vêtements. Cependant, si la pièce est trop chaude, vous risquez de surchauffer et d'être épuisé, ce qui rendra difficile le maintien d'une bonne forme.

La ventilation est également nécessaire. Assurez-vous qu'il y a suffisamment de circulation d'air, en particulier dans les espaces plus petits ou clos. L'air frais peut vous aider à vous concentrer et à rester à l'aise, donc si le temps le permet, ouvrez une fenêtre ou utilisez un ventilateur pour faire circuler l'air.

4. Vêtements et chaussures confortables

Les vêtements que vous portez pendant votre séance d'étirements peuvent grandement affecter votre confort et votre amplitude de mouvement. Choisissez des vêtements amples et respirants qui permettent à votre corps de bouger librement et confortablement. Les étirements nécessitent beaucoup de flexion, de torsion et d'étirement, donc porter des vêtements serrés ou restrictifs peut limiter vos mouvements et rendre la séance moins efficace. Les tissus en coton, en bambou et qui évacuent l'humidité sont d'excellents choix car ils sont à la fois respirants et confortables contre la peau.

Il est préférable de s'étirer pieds nus ou avec des chaussettes antidérapantes. Cela permet à vos pieds de bouger librement, ce qui est particulièrement bénéfique pour les étirements axés sur l'équilibre. Cependant, si vous vous étirez à l'extérieur ou sur une surface dure, vous devrez peut-être porter des chaussures de soutien pour protéger vos pieds et vos articulations.

5. Utiliser des outils de support

L'utilisation d'outils de soutien peut vous aider à améliorer votre routine d'étirements et à créer un environnement plus confortable, en particulier pour les personnes âgées et les personnes à mobilité réduite. Les blocs, sangles et traversins de yoga sont des outils courants pour fournir un soutien supplémentaire et modifier les étirements selon les besoins.

Des blocs de yoga peuvent être placés sous vos mains ou vos pieds pour soulager la tension exercée sur vos muscles et vos articulations tout en favorisant un bon alignement.
Les sangles sont particulièrement utiles pour augmenter la flexibilité des ischio-jambiers et des épaules sans trop s'étirer. Ils peuvent vous aider à approfondir un étirement tout en conservant une forme appropriée.
Les traversins et les coussins offrent un soutien supplémentaire à votre dos et à vos jambes, en particulier lors des étirements assis ou inclinés, vous permettant de vous détendre dans chaque position.

Pour les personnes âgées, avoir une chaise solide à proximité peut faciliter l'équilibre et les étirements en position assise, surtout s'il est difficile de se lever et de descendre du sol.

6. Ajouter des éléments apaisants

Créer un environnement relaxant peut améliorer considérablement les bienfaits mentaux et émotionnels des étirements. Pensez à incorporer des éléments comme de la musique douce, des bougies ou de l'aromathérapie dans votre espace. Une musique douce ou des sons de la nature peuvent vous aider à vous concentrer et à respirer à un rythme constant, tandis que l'aromathérapie, qui utilise des parfums comme la lavande ou l'eucalyptus, peut favoriser la relaxation et soulager le stress.

Évitez les sons durs ou forts, car ils peuvent distraire et nuire aux bienfaits méditatifs des étirements. L'objectif est de créer un environnement qui vous permet de vous connecter avec votre corps et votre esprit, favorisant une sensation de calme et de bien-être.

7. Pleine conscience et respiration

Enfin, créer un environnement confortable pour s'étirer implique bien plus qu'un simple espace physique. Les étirements intègrent la pleine conscience et une respiration ciblée, qui facilitent la relaxation, la réduction du stress et la concentration. Fixez-vous une intention avant de commencer votre routine, que ce soit pour évacuer le stress, améliorer la flexibilité ou simplement profiter du moment présent.

En vous concentrant sur votre respiration et en l'alignant sur vos mouvements, vous pouvez approfondir chaque étirement et améliorer la réponse de votre corps à la pratique. Une respiration plus lente et contrôlée favorise la relaxation et permet des étirements plus efficaces, réduisant ainsi le risque de blessure.

Créer un environnement d'étirement confortable est une étape importante vers le développement d'une routine d'étirement efficace et à long terme. Que vous soyez une personne âgée cherchant à améliorer votre mobilité ou à intégrer plus de flexibilité dans votre routine de remise en forme, l'espace que vous choisissez, les outils que vous utilisez et l'atmosphère générale contribuent tous à une expérience plus agréable et enrichissante.

SECTION B : ÉTIREMENTS SIMPLES ET FACILES POUR LES SENIORS

Premiers Étirements (heure du matin)

1. Courbure avant assise

Instructions:

1. Asseyez-vous sur le sol, les jambes tendues devant vous.
2. Inspirez et levez les bras au-dessus de votre tête.
3. Expirez en vous articulant au niveau de vos hanches et en tendant la main vers vos orteils.
4. Gardez votre colonne vertébrale longue et vos épaules détendues.

Avantages:
- Étire le dos, les ischio-jambiers et les mollets.
- Favorise la relaxation et augmente la flexibilité.

Conseil de sécurité :
- Évitez d'arrondir le dos.
- Si vous ne parvenez pas à atteindre vos orteils, enroulez une sangle autour de vos pieds ou posez vos mains contre vos tibias.

2. Point du pied et flexion

Instructions:

1. Asseyez-vous confortablement sur une chaise ou par terre.
2. Étendez une jambe droit devant vous.
3. Éloignez vos orteils de vous, puis ramenez-les vers vous (pointez).
4. Répétez plusieurs fois, puis changez de jambe.

Avantages:
- Augmente la flexibilité des chevilles et des mollets.
- Améliore la circulation dans les jambes.

Conseils de sécurité :
- Gardez le dos droit et évitez de vous pencher en avant pendant l'exercice.

3. Étirement des muscles fléchisseurs de la hanche à moitié agenouillé

Instructions:

1. Commencez en position à genoux avec un genou au sol et l'autre pied devant, formant un angle de 90°.
2. Déplacez légèrement votre poids vers l'avant jusqu'à ce que vous sentiez un étirement au niveau de la hanche de votre jambe arrière.
3. Maintenez la position pendant 15 à 30 secondes, puis changez de côté.

Avantages:
- Étire les fléchisseurs de la hanche et améliore la mobilité.
- Aide à atténuer les effets d'une position assise prolongée.

Conseil de sécurité :
- Gardez votre genou avant directement au-dessus de votre cheville pour éviter les tensions.

4. Couché les genoux contre la poitrine

Instructions:

1. Allongez-vous sur le dos, jambes tendues.
2. Amenez un genou contre votre poitrine et tenez-le avec les deux mains.
3. Tenez pendant 15 à 30 secondes, puis changez de jambe.

Avantages:
- Réduit les tensions dans le bas du dos et étire les fessiers.
- Favorise la détente.

Conseil de sécurité :
- Gardez vos épaules détendues au sol et évitez de tirer trop fort sur le genou.

5. Courbure latérale à quatre pattes

Instructions:

1. Commencez à quatre pattes, en plaçant vos poignets sous vos épaules et vos genoux sous vos hanches.
2. Penchez-vous sur le côté gauche et levez votre bras droit au-dessus de votre tête.
3. Tenez pendant 15 à 30 secondes et sentez l'étirement le long de votre côté. Changez de côté.

Avantages:
- Étire le côté du corps et améliore la flexibilité de la colonne vertébrale.
- Engage les muscles centraux.

Conseil de sécurité :
- Gardez vos hanches bien droites par rapport au sol et évitez de vous pencher trop loin.

6. Étirement aérien

Instructions:

1. Tenez-vous debout ou asseyez-vous droit.
2. Levez les deux bras au-dessus de votre tête et croisez vos doigts.

3. Penchez-vous doucement d'un côté et sentez l'étirement de
    votre côté. Maintenez puis changez de côté.

Avantages:
- Étire les épaules, les bras et les côtés.
- Améliore la posture.

Conseil de sécurité :
- Évitez de cambrer le dos. Gardez votre cœur engagé.

7. Bras de cactus

Instructions:

1. Tenez-vous debout ou asseyez-vous confortablement.
2. Levez vos bras à hauteur d'épaule et pliez vos coudes à un
    angle de 90 degrés.
3. Ouvrez grand vos bras en serrant vos omoplates, puis
    revenez à la position de départ.

Avantages:
- Étire la poitrine et les épaules.
- Favorise une bonne posture.

Conseils de sécurité :
- Évitez de trop étendre vos bras.
- Gardez vos mouvements lents et contrôlés.

8. Étirement du cou

Instructions:

1. Asseyez-vous confortablement, le dos droit.
2. Abaissez lentement votre tête d'un côté, lui permettant de rouler vers l'avant puis vers l'autre.
3. Répétez plusieurs fois dans les deux sens.

Avantages:
- Réduit les tensions dans le cou et les épaules.
- Réduit la raideur de la colonne cervicale.

Conseil de sécurité :
- Déplacez-vous lentement et évitez de rouler la tête trop en arrière.

9. Torsion vertébrale assise

Instructions:

1. Asseyez-vous avec les jambes étendues.
2. Pliez un genou et placez le pied à l'extérieur de la cuisse opposée.
3. À l'aide de votre bras opposé, tirez doucement le genou plié sur votre corps, en tordant votre torse. Maintenez puis changez de côté.

Avantages:
- Stimule la mobilité de la colonne vertébrale et étire le dos.
- Améliore la santé digestive.

Pour tourner en toute sécurité, gardez la colonne vertébrale haute et évitez de forcer le mouvement.

10. Chat et vache

Instructions:

1. Commencez à quatre pattes.
2. En position « Chat », arrondissez votre dos et rentrez votre menton contre votre poitrine.
3. En position « Vache », cambrez le dos et soulevez la tête et le coccyx.
4. Alternez entre les deux pendant plusieurs répétitions.

Avantages:
- Augmente la flexibilité de la colonne vertébrale et soulage les tensions du dos.
- Améliore la coordination de la respiration et des mouvements.

Conseils de sécurité :

- Déplacez-vous doucement et évitez de forcer les étirements.
- Concentrez-vous sur l'amplitude de mouvement qui vous semble confortable.

Étirements De Détente (heure du soir)

1. Étirement de la banane

Instructions:

1. Allongez-vous sur le dos, jambes tendues.
2. Atteignez vos bras au-dessus de votre tête et entrecroisez vos doigts.
3. Penchez-vous doucement d'un côté, formant une forme de croissant avec votre corps.
4. Maintenez la position pendant 15 à 30 secondes, puis changez de côté.

Avantages
- Étire les côtés du corps et les muscles intercostaux.
- Améliore la flexibilité de la colonne vertébrale.

Conseils de sécurité :
- Gardez vos épaules détendues sur le sol.
- N'étendez pas trop votre dos.

2. Étirement des essuie-glaces

Instructions:

1. Allongez-vous sur le dos, les genoux fléchis, les pieds à plat sur le sol.
2. Gardez vos épaules au sol et laissez tomber vos genoux sur le côté.
3. Tenez un instant, puis ramenez vos genoux au centre et laissez-les tomber du côté opposé.

Avantages:
*   Étire le bas du dos et les hanches.
*   Améliore la mobilité de la colonne vertébrale.

Conseils de sécurité :
*   Déplacez-vous lentement et avec contrôle.
*   Si cela vous semble trop intense, limitez votre amplitude de mouvement.

3. Figure quatre inclinée

Instructions:

1. Allongez-vous sur le dos, les genoux fléchis.
2. Formez un chiffre quatre en croisant votre cheville droite sur votre genou gauche.

3. Tirez doucement votre cuisse gauche vers vous, en sentant un étirement dans votre hanche droite.
4. Maintenez la position pendant 15 à 30 secondes, puis changez de côté.

Avantages:
- Étire les hanches et les fessiers.
- Réduit les tensions dans le bas du dos.

Conseils de sécurité :
- Ne tirez pas trop fort sur votre genou.
- Gardez vos mouvements doux.

4. Torsion vertébrale allongée

Instructions:

1. Allongez-vous sur le dos, les bras tendus sur les côtés.
2. Ramenez vos genoux vers votre poitrine, puis laissez-les tomber d'un côté pendant que vos épaules restent au sol.
3. Maintenez la position pendant 15 à 30 secondes, puis changez de côté.

Avantages:
- Étire la colonne vertébrale et les épaules.
- Favorise la relaxation et soulage les tensions.

Conseil de sécurité :
- Gardez vos épaules à plat sur le sol pendant l'étirement.

5. Papillon incliné

Instructions:

1. Allongez-vous sur le dos, la plante de vos pieds jointes, et laissez vos genoux s'ouvrir sur les côtés.
2. Placez vos mains sur votre ventre ou le long de votre corps.
3. Détendez-vous et respirez profondément tout en maintenant l'étirement pendant 15 à 30 secondes.

Avantages:
- Étire l'intérieur des cuisses et des hanches.
- Favorise la relaxation et réduit les tensions.

Pour rendre cette position plus confortable, placez des oreillers ou des coussins sous vos genoux pour vous soutenir.

6. Câlin d'ours

Instructions:

1. Tenez-vous debout ou asseyez-vous confortablement.
2. Croisez vos bras sur votre poitrine et enroulez vos mains autour de vos épaules, comme pour vous serrer dans vos bras.

3. Tirez doucement vos épaules vers l'avant jusqu'à ce que vous sentiez un étirement dans le haut du dos.
4. Tenez pendant 15 à 30 secondes.

Avantages:
- Étire le haut du dos et les épaules.
- Améliore la posture.

Pour assurer la sécurité, évitez de tirer trop fort ; visez plutôt un étirement doux et confortable.

7. Étirement latéral assis au-dessus de la tête

Instructions:

1. Asseyez-vous confortablement, les jambes croisées ou étendues.
2. Levez un bras au-dessus de votre tête tout en vous penchant du côté opposé.
3. Maintenez l'étirement pendant 15 à 30 secondes, puis changez de côté.

Avantages:
- Étire les côtés du corps et les épaules.
- Améliore la flexibilité de la colonne vertébrale.

Pour plus de sécurité, gardez vos hanches au sol et évitez de vous pencher trop loin, car cela peut provoquer des tensions dans le dos.

8. Enfilez l'aiguille

Instructions:

1. Commencez à quatre pattes.
2. Faites glisser votre bras droit sous votre bras gauche, avec votre épaule droite et votre oreille droite au sol.
3. Tenez pendant 15 à 30 secondes, en ressentant un étirement dans vos épaules et le haut du dos.
4. Changez de côté.

Avantages:
- Étire les épaules et le haut du dos.
- Améliore la mobilité du haut du corps.

Conseil de sécurité :
- Déplacez-vous lentement et évitez de forcer votre épaule vers le bas si cela vous semble inconfortable.

9. Pose de l'enfant

Instructions:

1. Agenouillez-vous sur le sol, puis asseyez-vous sur vos talons.
2. Atteignez vos bras vers l'avant sur le sol et abaissez votre poitrine jusqu'au sol.
3. Détendez votre front sur le tapis et respirez profondément.

Avantages:
- Étire le dos, les hanches et les jambes.
- Favorise la relaxation et réduit les tensions.

Conseil de sécurité :
- Si s'agenouiller est inconfortable, utilisez un coussin ou un oreiller pour un soutien supplémentaire.

Étirements D'échauffement (avant l'activité)

1. Torsion du torse debout

Instructions:

1. Tenez-vous debout, les pieds écartés à la largeur des épaules.
2. Mettez vos mains sur vos hanches ou étirez vos bras sur les côtés.
3. Tournez lentement votre torse vers la droite tout en gardant vos hanches tournées vers l'avant.
4. Tenez quelques secondes avant de revenir au centre et de tourner vers la gauche.

Avantages:

- Améliore la mobilité et la flexibilité de la colonne vertébrale.
- Aide à soulager les tensions du dos.

Conseils de sécurité :

- Ne forcez pas la torsion et tournez uniquement dans la mesure où cela vous convient. Gardez vos genoux légèrement pliés pour réduire la tension.

2. Étirement des ischio-jambiers du coureur de haies

Instructions:

- Asseyez-vous sur le sol, une jambe tendue et l'autre pliée, le pied contre l'intérieur de la cuisse de la jambe tendue.
- Atteignez les orteils de la jambe étendue tout en gardant le dos droit.
- Tenez pendant 15 à 30 secondes, puis changez de jambe.

Avantages:
- Étire les ischio-jambiers et le bas du dos.
- Il améliore la flexibilité globale des jambes.

Conseils de sécurité :
- Si vous ne parvenez pas à atteindre vos orteils, enroulez une sangle autour de votre pied ou posez vos mains sur votre tibia.
- Évitez d'arrondir le dos.

3. Étirement du mollet debout

Instructions:

1. Tenez-vous face à un mur, avec vos mains dessus pour vous soutenir.
2. Reculez un pied, gardez-le droit et pliez votre genou avant.

3. Enfoncez votre talon arrière dans le sol et maintenez-le pendant 15 à 30 secondes. Changez de jambe.

Avantages:
- Étire les muscles du mollet et améliore la flexibilité de la cheville.
- Aide à prévenir les tiraillements dans le bas des jambes.

Conseils de sécurité :
- Gardez la jambe arrière droite et le talon au sol.
- Évitez de vous pencher trop en avant.

4. Étirement quadruple

Instructions:

1. Pour maintenir l'équilibre, tenez-vous droit et tenez-vous à un mur ou à une chaise.
2. Pliez un genou et amenez votre talon jusqu'à vos fessiers.
3. Saisissez votre cheville et rapprochez doucement votre talon de votre corps. Tenez pendant 15 à 30 secondes, puis changez de jambe.

Avantages:
- Étire les quadriceps et les fléchisseurs de la hanche.
- Améliore l'équilibre et la stabilité.

Conseils de sécurité :

- Si l'équilibre est un problème, gardez une chaise ou un mur à proximité pour vous soutenir. Ne tirez pas trop fort sur votre cheville.

5. Papillon assis

Instructions:

1. Asseyez-vous sur le sol, les pieds joints, les genoux fléchis vers l'extérieur.
2. Tenez vos pieds avec vos mains et appuyez doucement vos genoux contre le sol.
3. Maintenez l'étirement pendant 15 à 30 secondes, en gardant le dos droit.

Avantages:

- Étire l'intérieur des cuisses et des hanches.
- Favorise la relaxation et peut aider à soulager les tensions dans le bas du dos.

Pour éviter tout inconfort, pensez à utiliser un coussin ou à ajuster la position de vos jambes.

6. Fente debout

Instructions:

1. Tenez-vous droit et faites un pas en avant avec une jambe, en abaissant vos hanches jusqu'à ce que les deux genoux soient pliés à environ 90 degrés.
2. Gardez votre genou avant au-dessus de votre cheville et votre jambe arrière droite.
3. Tenez pendant 15 à 30 secondes, puis changez de jambe.

Avantages:
- Étire les fléchisseurs de la hanche et les quadriceps.
- Améliore l'équilibre et la coordination.

Conseils de sécurité :
- Empêchez votre genou avant de dépasser vos orteils.
- Si nécessaire, utilisez une chaise ou un mur comme support.

7. Étirement des épaules en bandoulière

Instructions:

1. Tenez-vous debout ou asseyez-vous confortablement.
2. Étendez un bras sur votre corps, à hauteur d'épaule.
3. Avec la main opposée, rapprochez doucement le bras étendu de votre poitrine. Maintenez la position pendant 15 à 30 secondes, puis changez de côté.

Avantages:
- Étire les épaules et le haut du dos.
- Améliore l'amplitude de mouvement de l'articulation de l'épaule.

Pour garantir votre sécurité, évitez de tirer trop fort et visez un étirement confortable. Gardez vos épaules détendues.

8. Étirement des triceps au-dessus de la tête

Instructions:

1. Tenez-vous debout ou asseyez-vous confortablement.
2. Levez un bras au-dessus de votre tête, pliez le coude et étendez votre main dans votre dos.
3. Pour obtenir un étirement plus profond, utilisez votre main opposée pour appuyer doucement sur le coude. Maintenez la position pendant 15 à 30 secondes, puis changez de côté.

Avantages:
- Étire les triceps et les épaules.
- Améliore la flexibilité du haut du corps.

Conseil de sécurité :
- Gardez votre cou détendu et évitez de forcer pendant l'étirement.

9. Étirement du cou de l'oreille à l'épaule

Instructions:

1. Asseyez-vous ou tenez-vous debout confortablement, en gardant le dos droit.
2. Inclinez doucement votre tête d'un côté, en rapprochant votre oreille de votre épaule.
3. Maintenez la position pendant 15 à 30 secondes, puis changez de côté.

Avantages:
- Soulage les tensions du cou grâce aux étirements.
- Améliore la mobilité du cou.

Conseils de sécurité :
- Étirez-vous seulement aussi loin que vous vous sentez à l'aise. Si vous préférez, placez votre main du côté opposé de votre tête et tirez doucement.

10. Étirement de la poitrine debout

Instructions:

1. Tenez-vous droit, les pieds écartés à la largeur des épaules.
2. Joignez vos mains derrière votre dos et étendez vos bras.
3. Soulevez lentement vos bras et ouvrez votre poitrine en serrant vos omoplates. Tenez pendant 15 à 30 secondes.

Avantages:

- Étire la poitrine et les épaules.
- Améliore la posture et prévient l'affaissement.

Conseils de sécurité :

- Évitez de trop étendre vos bras ou de cambrer excessivement votre dos.
- Gardez les mouvements doux.

Étirements De Récupération (post-activité)

1. Étirement des biceps avec rotation du poignet

Instructions:

1. Tenez-vous debout ou asseyez-vous confortablement, les bras à vos côtés.
2. Étendez un bras devant vous, paume vers le haut.
3. Utilisez votre main opposée pour tirer doucement sur vos doigts, provoquant un étirement de votre poignet et de votre avant-bras.
4. Tenez pendant 15 à 30 secondes, puis changez de bras.

Avantages:
- Étire les poignets, les avant-bras et les biceps.
- Aide à augmenter la force de préhension et à réduire la tension.

Conseils de sécurité :
- Ne tirez pas trop fort ; l'étirement doit être doux.
- Gardez vos épaules détendues.

2. Rouleaux d'épaules

Instructions:

1. Tenez-vous debout ou asseyez-vous droit, les bras à vos côtés.
2. Inspirez en soulevant vos épaules vers vos oreilles, puis expirez en les faisant rouler d'avant en arrière.
3. Répétez ce mouvement 5 à 10 fois, puis inversez la direction.

Avantages:

- Réduit les tensions dans les épaules et le haut du dos.
- Augmente la mobilité des épaules.

Pour garantir votre sécurité, déplacez-vous lentement et sans force. Gardez votre cou détendu.

3. Pose du bras d'aigle

Instructions:

1. Tenez-vous debout ou asseyez-vous confortablement.
2. Étendez vos bras devant vous et croisez un bras sur l'autre au niveau des coudes.
3. Pliez vos coudes et enroulez vos avant-bras l'un autour de l'autre, de préférence avec vos paumes jointes.
4. Tenez pendant 15 à 30 secondes, puis changez de bras.

Avantages:
- Étire les épaules et le haut du dos.
- Améliore la flexibilité des bras.

Conseils de sécurité :
- Si vous ne parvenez pas à rapprocher vos paumes, posez plutôt le dos de vos mains ensemble.
- Évitez de vous fatiguer les épaules.

4. Étirement de Superman

Instructions:

1. Allongez-vous sur le ventre, les bras tendus devant vous.
2. Inspirez en soulevant vos bras, votre poitrine et vos jambes du sol, en utilisant les muscles de votre dos.
3. Maintenez la position pendant quelques secondes avant d'expirer et de redescendre.

Avantages:
- Renforce le dos, les fessiers et les épaules.
- Améliore la posture et la stabilité du corps.

Conseil de sécurité :

- Maintenez une position neutre du cou et évitez de soulever trop haut, ce qui peut provoquer des tensions dans le bas du dos.

5. Étirement pectoral allongé

Instructions:

1. Allongez-vous sur le dos, au sol ou sur un tapis.
2. Étendez vos bras sur les côtés, à hauteur d'épaule.
3. Appuyez doucement vos bras vers le sol, permettant à votre poitrine de s'ouvrir.
4. Tenez pendant 15 à 30 secondes.

Avantages:

- Étire la poitrine et les épaules.
- Améliore la posture et soulage les tensions liées à la position assise.

Conseils de sécurité :

- Gardez vos épaules détendues.
- Si cela est inconfortable, limitez votre amplitude de mouvement.

6. Étirement des ischio-jambiers en position couchée

Instructions:

1. Allongez-vous sur le dos, une jambe tendue au sol.
2. Levez l'autre jambe vers le haut, en la gardant alignée avec votre corps.
3. Tirez doucement votre jambe vers vous avec une sangle ou une serviette autour de votre pied, en sentant l'étirement de vos ischio-jambiers.
4. Tenez pendant 15 à 30 secondes, puis changez de jambe.

Avantages:
- Étire les ischio-jambiers et le bas du dos.
- Améliore la flexibilité des jambes.

Conseils de sécurité :
- Maintenez une légère flexion des genoux plutôt que de les bloquer.
- Si vous avez mal au dos, abaissez légèrement votre jambe.

7. Pose du pont

Instructions:

1. Allongez-vous sur le dos, les genoux fléchis, les pieds à plat sur le sol, écartés à la largeur des hanches.
2. Serrez vos fessiers tout en soulevant vos hanches vers le plafond et en appuyant vos pieds sur le sol.
3. Maintenez la position pendant 15 à 30 secondes avant de redescendre.

Avantages:
- Renforce les fessiers, le bas du dos et le tronc.
- Ouvre et étire les hanches et la poitrine.

Conseils de sécurité :
- Évitez de tourner la tête d'un côté à l'autre pendant la pose.
- Gardez vos pieds à plat et alignés avec vos genoux.

8. Pose carrée

Instructions:

1. Asseyez-vous les jambes croisées devant vous.
2. Placez votre cheville droite sur votre genou gauche, puis votre cheville gauche sur votre genou droit.
3. Si vous vous sentez à l'aise, appuyez doucement sur vos genoux pour approfondir l'étirement.

4. Maintenez la position pendant 15 à 30 secondes, puis changez de position des jambes.

Avantages:
- Étire les hanches et le bas du dos.
- Favorise la relaxation et augmente la flexibilité.

Conseil de sécurité :
- Si cette position est inconfortable, essayez de décroiser les jambes ou de vous asseoir sur un coussin.

9. Étirement de la bande IT du genou à l'épaule opposée

Instructions:

1. Allongez-vous sur le dos, jambes tendues.
2. Pliez un genou et amenez-le vers votre épaule opposée, en utilisant votre main pour tirer doucement le genou sur votre corps.
3. Maintenez la position pendant 15 à 30 secondes, puis changez de côté.

Avantages:
- Étire les hanches et les bandes IT.
- Réduit les tensions dans le bas du dos.

Pour garantir votre sécurité, gardez vos épaules détendues au sol et évitez de forcer le mouvement.

S'étire Avec Une Zone Spécifique À L'esprit

1. Abdos Cobra

Instructions:

1. Allongez-vous sur le ventre, les jambes tendues, les pieds écartés à la largeur des hanches.
2. Mettez vos mains sous vos épaules et vos coudes près de votre corps.
3. Inspirez et soulevez doucement votre poitrine du sol, en utilisant les muscles de votre dos et en gardant votre bassin baissé.
4. Maintenez la position pendant 15 à 30 secondes avant de redescendre.

Avantages:
- Augmente la force musculaire du dos et la flexibilité de la colonne vertébrale.
- Étire les muscles de la poitrine et de l'abdomen.

Conseils de sécurité :
- Évitez de cambrer le bas du dos.
- Gardez vos épaules détendues et baissées, loin de vos oreilles.

2. Élévations, points et boucles des orteils

Instructions:

1. Tenez-vous debout ou asseyez-vous confortablement.
2. Soulevez vos orteils du sol, en gardant vos talons baissés.
3. Ensuite, pointez vos orteils vers le bas et enroulez-les en dessous.
4. Répétez la séquence 10 à 15 fois.

Avantages:
- Renforce les muscles des pieds et des chevilles.
- Améliore l'équilibre et la coordination.

Conseil de sécurité :
- Utilisez une chaise ou un mur comme support si nécessaire.

3. Extension des orteils ou flexion du pied

Instructions:

1. Asseyez-vous confortablement sur une chaise, les pieds à plat sur le sol.
2. Fléchissez vos pieds en soulevant vos orteils mais en gardant vos talons au sol (extension des orteils).
3. Ensuite, pointez vos orteils vers le bas (flexion du pied).
4. Répétez 10 à 15 fois.

Avantages:
- Augmente la flexibilité des pieds et des chevilles.
- Augmente le flux sanguin dans les membres inférieurs.

Pour éviter les tensions, maintenez des mouvements lents et contrôlés.

4. Alphabet de la cheville

Instructions:

1. Asseyez-vous ou allongez-vous confortablement, en gardant vos pieds surélevés.
2. Utilisez votre gros orteil pour tracer les lettres de l'alphabet dans les airs.
3. Complétez l'alphabet avec chaque pied.

Avantages:
- Améliore la mobilité et la flexibilité de la cheville.
- Engage les muscles du bas de la jambe.

Conseils de sécurité :
- Maintenir des mouvements fluides et contrôlés.
- Évitez les secousses brusques.

5. Étirement du tibia à genoux

Instructions:

1. Agenouillez-vous sur une surface molle, les pieds à plat et les orteils pointés vers l'arrière.
2. Asseyez-vous doucement sur vos talons pour sentir un étirement dans vos tibias et sur le dessus de vos pieds.
3. Tenez pendant 15 à 30 secondes.

Avantages:
- Étire les tibias et améliore la flexibilité du pied.
- Peut aider à soulager les tiraillements causés par une position assise prolongée.

Pour soulager l'inconfort de vos genoux, placez un coussin ou une serviette pliée en dessous.

6. Rotations des hanches

Instructions:

1. Tenez-vous debout ou asseyez-vous confortablement, en gardant vos pieds écartés à la largeur des épaules.
2. Placez vos mains sur vos hanches et faites-les pivoter doucement dans un mouvement circulaire, d'abord dans le sens des aiguilles d'une montre, puis dans le sens inverse.
3. Répétez 5 à 10 rotations dans chaque direction.

Avantages:
- Augmente la flexibilité des hanches et du bas du dos.
- Améliore la mobilité globale.

Conseil de sécurité :
- Déplacez-vous doucement et évitez une rotation excessive pour éviter les tensions.

7. Glissement des tendons de la main et du doigt

Instructions:

1. Tendez une main, les doigts écartés.
2. Formez un poing avec vos doigts avant de les étendre à nouveau.
3. Répétez 10 à 15 fois avec chaque main.

Avantages:
- Améliore la flexibilité des mains et des doigts.
- Aide à réduire la raideur et la tension.

Conseil de sécurité :
- Déplacez-vous lentement et évitez les mouvements douloureux.

8. Étirez les fléchisseurs et les extenseurs de votre poignet

Instructions:

1. Étendez un bras devant vous, paume vers le haut.
2. Tirez doucement les doigts vers l'arrière avec votre main opposée (étirement des fléchisseurs).
3. Passez à la paume vers le bas et appuyez doucement sur le dos de la main (étirement des extenseurs).
4. Maintenez chaque position pendant 15 à 30 secondes.

Avantages:
- Étire les poignets et les avant-bras.
- Améliore la flexibilité et réduit le risque de blessure.

Conseil de sécurité :
- Ne vous étirez pas trop ; visez plutôt un étirement confortable.

9. Étirements ulnaires et radiaux du poignet

Instructions:

1. Étendez un bras devant vous, paume vers le haut.
2. Inclinez doucement votre poignet d'un côté (étirement ulnaire) puis de l'autre (étirement radial).
3. Maintenez chaque position pendant 15 à 30 secondes.

Avantages:
- Étire les muscles des deux côtés du poignet.
- Augmente la flexibilité du poignet.

Conseil de sécurité :
- Déplacez-vous lentement pour éviter la tension du poignet.

10. Étirement du haut du dos des ailes de papillon

Instructions:

1. Asseyez-vous ou tenez-vous debout confortablement.
2. Pliez vos coudes et étendez vos bras sur les côtés à hauteur d'épaule.
3. Pressez doucement vos omoplates l'une contre l'autre, puis relâchez.
4. Répétez 10 à 15 fois.

Avantages:
- Étire le haut du dos et les épaules.
- Améliore la posture et soulage les tensions.

Conseil de sécurité :
- Maintenez un cou détendu et évitez de forcer vos épaules.

L'intégration de ces étirements dans une routine peut améliorer la flexibilité, atténuer l'inconfort et favoriser le bien-être général des personnes âgées. Encouragez les mouvements conscients et l'écoute attentive du corps pour garantir une pratique sûre et efficace.

CHAPITRE 4 : INTÉGRER LES ÉTIREMENTS À LA VIE QUOTIDIENNE

Comment Intégrer Les Étirements À Votre Routine Quotidienne

Les étirements dans votre routine quotidienne peuvent vous aider à améliorer votre flexibilité, à soulager les tensions et à favoriser votre santé globale. Des étirements réguliers sont essentiels pour que les personnes âgées maintiennent leur mobilité, améliorent leur posture et réduisent leur risque de blessure. Trouver le temps et la motivation pour s'étirer peut être difficile. Voici quelques stratégies pratiques pour intégrer les étirements à votre routine quotidienne.

1. Commencez avec un plan

Commencez par créer un plan structuré indiquant quand et où vous allez vous étirer. *Considérez les éléments suivants :*

- *Identifiez les meilleurs moments de la journée pour vous étirer. Cela peut se produire le matin après le réveil, pendant les pauses déjeuner ou avant de se coucher. La cohérence est essentielle, alors visez les mêmes heures chaque jour pour établir une habitude.*

- *Décidez de ce que vous voulez réaliser avec les étirements. Avoir des objectifs clairs, qu'il s'agisse d'augmenter la flexibilité, de soulager des points douloureux spécifiques ou d'améliorer la condition physique globale, peut vous aider à respecter votre routine.*

- *Enregistrez votre programme d'étirements dans un calendrier ou un agenda. Prenez ces nominations aussi au sérieux que tout autre engagement. Ce rappel visuel peut vous aider à maintenir la responsabilité.*

2. Incorporer les étirements aux routines existantes

Intégrer les étirements à vos activités existantes est l'un des moyens les plus efficaces de les intégrer à votre journée.

- *Commencez votre journée par une série d'étirements doux. Cela réveille non seulement vos muscles, mais prépare également votre corps pour la journée à venir. Des étirements simples, tels que l'étirement au-dessus de la tête ou la flexion avant assise, peuvent être effectués immédiatement après être sorti du lit.*

- *Profitez des pauses publicitaires et des moments de ralentissement tout en regardant votre émission préférée. Levez-vous et effectuez quelques étirements, comme des rouleaux de cou ou des torsions de la colonne vertébrale en position assise. Les étirements deviennent moins une corvée et plus une activité agréable.*

* *Le jardinage ou les tâches ménagères sont de bons moyens de s'étirer. Par exemple, lorsque vous vous penchez pour ramasser quelque chose, effectuez un léger étirement du dos. Pendant que vous faites la vaisselle, essayez de vous étirer sur le côté.*

3. Définir des rappels

Les horaires chargés peuvent parfois rendre difficile le souvenir des étirements. *Voici quelques façons de définir des rappels :*

* *Créez des alarmes ou des rappels sur votre téléphone pour vous rappeler de vous étirer. Une simple notification peut vous rappeler doucement de faire une pause et de prendre du temps pour vous.*

* *Placez des notes autocollantes dans les endroits que vous fréquentez, comme le miroir de votre salle de bain, votre réfrigérateur ou votre ordinateur. Écrivez des messages motivants comme « Étirez-vous pendant 5 minutes » pour vous rappeler de faire une pause et de vous étirer.*

4. Rendez-le social

Impliquer des amis ou des membres de votre famille dans votre routine d'étirements peut renforcer votre motivation et la rendre plus agréable.

- *Trouvez un ami ou un membre de la famille qui aime s'étirer. Vous pouvez réserver du temps pour vous détendre ensemble, en personne ou virtuellement. Partager l'expérience peut renforcer la motivation et la responsabilité.*

- *Recherchez des cours locaux ou des programmes communautaires proposant des séances d'étirement ou de yoga doux spécifiquement pour les personnes âgées. Participer à un groupe permet à la fois une interaction sociale et une routine structurée.*

5. Utilisez la technologie à votre avantage

Il existe de nombreuses applications et ressources en ligne conçues pour vous aider dans vos routines d'étirement.

- *Recherchez des applications axées sur l'étirement et la flexibilité. Beaucoup proposent des routines guidées conçues spécifiquement pour les personnes âgées, ce qui permet de les suivre facilement et de rester engagé.*

- *Recherchez des vidéos étendues destinées aux personnes âgées sur des plateformes telles que YouTube. Suivre une vidéo peut fournir une démonstration visuelle tout en vous apprenant de nouveaux étirements.*

6. Adoptez des sessions courtes

Les étirements ne doivent pas prendre beaucoup de temps. Des séances courtes et ciblées peuvent être tout aussi efficaces.

- *Prévoyez cinq minutes pour vous étirer plusieurs fois au cours de la journée. Même de brèves séances peuvent améliorer la flexibilité et réduire les tensions.*

- *Déterminez quelles zones de votre corps sont tendues ou inconfortables. Lors de vos courtes séances d'étirements, concentrez-vous sur ces domaines clés. Par exemple, si votre cou est tendu, faites quelques minutes d'étirements du cou.*

7. Créez un environnement relaxant

Le cadre dans lequel vous vous étirez peut influencer votre motivation et votre plaisir.

- *Trouvez un endroit calme et confortable de votre maison où vous pourrez vous étirer sans distractions. Cela pourrait être un coin confortable de votre salon ou un endroit calme dans votre jardin.*

- *Pensez à utiliser un éclairage doux et une musique apaisante pour créer un environnement relaxant. Cela peut améliorer votre expérience d'étirement en la faisant ressembler davantage à un rituel de bien-être.*

8. Intégrer la pleine conscience

La pleine conscience peut augmenter considérablement les bienfaits des étirements.

- *Inspirez profondément par le nez, puis expirez lentement par la bouche. Cela détend non seulement votre corps, mais vous rend également plus conscient de ce que vous ressentez lorsque vous vous étirez.*

- *Remarquez la sensation de chaque étirement. Si vous vous sentez mal à l'aise, ajustez votre position ou reculez légèrement. La pleine conscience vous aide à vous connecter avec votre corps et à vous étirer en toute sécurité.*

9. Célébrez vos progrès

Reconnaître vos progrès peut renforcer votre engagement à vous étirer.

- *Tenez un journal de ce que vous ressentez avant et après les séances d'étirement. Cela peut vous aider à reconnaître les avantages à long terme, tels qu'une flexibilité accrue, une diminution de la tension ou une amélioration de l'humeur.*

- *Faites-vous plaisir lorsque vous atteignez des objectifs d'étirement spécifiques. Célébrer vos réalisations, que ce soit avec une collation préférée ou un petit cadeau, peut vous aider à rester motivé.*

Les étirements ne devraient pas être difficiles à intégrer à votre routine quotidienne. Vous pouvez créer une routine durable et agréable en planifiant à l'avance, en intégrant des étirements aux activités existantes et en utilisant des rappels et des outils technologiques. N'oubliez pas que la cohérence est plus importante que la durée ; même quelques minutes par jour peuvent entraîner des gains significatifs en termes de flexibilité et de bien-être général.

Garder Une Motivation Élevée

Les étirements, comme toute autre routine d'exercice, reposent en grande partie sur la motivation pour réussir. Les étirements sont particulièrement bénéfiques pour les personnes âgées, car ils améliorent la flexibilité, soulagent la douleur, améliorent la posture et augmentent la mobilité. Cependant, comme pour tout régime de santé, maintenir la cohérence peut être difficile. Suivre les progrès et fixer des objectifs réalistes et significatifs permet de rester plus engagé, de mesurer les améliorations et d'avancer avec enthousiasme.

Pourquoi la motivation diminue

Avant d'aborder les stratégies permettant de rester motivé, il est essentiel de comprendre pourquoi la motivation peut s'estomper, en particulier lorsqu'il s'agit d'activités physiques comme les étirements. Cela peut être dû à de nombreux facteurs, tels que :

1. **Manque de résultats visibles :** Les étirements peuvent prendre plus de temps à produire des résultats que les formes d'exercices plus intenses telles que la musculation ou le cardio. Il est facile de se décourager lorsque les gains de flexibilité ne sont pas immédiatement apparents.

2. **Répétitivité :** Les routines d'étirements peuvent devenir monotones si elles ne sont pas suffisamment variées.

Répéter les mêmes mouvements jour après jour peut devenir monotone, entraînant une perte d'intérêt au fil du temps.

3. **Horaires chargés :** Même à la retraite, de nombreuses personnes âgées mènent une vie trépidante. Les rendez-vous chez le médecin, les réunions sociales et les obligations familiales peuvent rendre difficile le respect d'une routine d'étirements régulière.

4. **Limites physiques :** La douleur, la raideur ou la mobilité limitée peuvent rendre certains étirements inconfortables ou difficiles, provoquant de la frustration. Cela peut parfois conduire à éviter complètement les étirements.

Le rôle du suivi des progrès

L'un des moyens les plus efficaces de maintenir la motivation est de suivre systématiquement vos progrès. Le suivi des progrès ne se limite pas à voir le résultat ; il s'agit également de reconnaître les petites victoires en cours de route. Cette méthode apporte la preuve tangible que vos efforts ont un impact, même si vous n'en avez pas l'impression au quotidien.

1. Pourquoi le suivi est important

- *Une flexibilité améliorée et une capacité à effectuer des étirements difficiles peuvent conduire à des sentiments de fierté et d'accomplissement. Le suivi des petites améliorations vous permet de voir l'impact global de vos efforts.*

- *Le suivi peut également vous aider à identifier des modèles dans votre routine d'étirement. Par exemple, vous remarquerez peut-être qu'une routine matinale vous rend plus flexible ou que certains étirements soulagent la douleur plus efficacement que d'autres. Ces informations peuvent vous aider à améliorer votre routine et à la rendre plus efficace.*

- *Tout progrès, aussi minime soit-il, inspire la motivation. Lorsque vous remarquez que votre portée a augmenté d'un peu plus ou que vous vous sentez plus mobile après une semaine d'étirements, cela vous motive à continuer. Chaque pas en avant ajoute un élan à vos objectifs plus larges.*

2. Suivi des progrès avec les tests de flexibilité

- *Tester régulièrement votre amplitude de mouvement peut montrer une amélioration significative. Par exemple, vous pouvez déterminer jusqu'où vous pouvez atteindre dans un virage vers l'avant ou à quel point vos mains peuvent être rapprochées derrière votre dos.*

- *Tenez un journal d'étirements pour suivre facilement vos progrès. Après chaque séance, enregistrez ce que vous avez ressenti, les étirements que vous avez réalisés et toute amélioration ou défi notable. Au fil du temps, l'examen de ces entrées révélera jusqu'où vous avez progressé.*

- *Prendre des photos « avant » et « après » peut montrer des changements de flexibilité et de posture. Comparer des photos sur des semaines ou des mois peut révéler des progrès qui autrement passeraient inaperçus.*

- *Faites une feuille de progression et notez chaque jour où vous terminez votre routine d'étirement. Cela aide à établir une cohérence et vous permet de suivre la fréquence à laquelle vous pratiquez. Certains draps peuvent également vous permettre d'évaluer votre flexibilité ou votre niveau de confort avec différents étirements.*

Fixer des objectifs réalistes et réalisables

L'établissement d'objectifs est un autre aspect important pour rester motivé. Sans objectifs clairs, il est facile de perdre la trace de votre direction et de votre objectif. Cependant, les objectifs doivent être réalistes, précis et réalisables, en particulier pour les personnes âgées qui peuvent être confrontées à des limitations physiques ou à des blessures.

1. Objectifs SMART

Un cadre utile pour fixer des objectifs est la méthode SMART, qui signifie :

❖ *Spécifique: Assurez-vous que vos objectifs sont clairs et détaillés. Au lieu de **"Je veux être plus flexible"** dire **"Je veux pouvoir toucher confortablement mes orteils d'ici deux mois."***

❖ *Mesurable: Assurez-vous que vos objectifs peuvent être suivis. Si votre objectif est d'améliorer la flexibilité, décidez comment vous mesurerez les progrès, par exemple être capable d'atteindre une certaine distance ou de tenir une pose pendant une durée déterminée.*

❖ *Réalisable: Des objectifs réalistes sont essentiels. Les étirements consistent en une amélioration progressive, alors fixez-vous des objectifs à la fois ambitieux et réalisables. Par exemple, viser à augmenter votre amplitude de mouvement de quelques centimètres au cours du premier mois peut être plus réalisable que de réaliser un grand écart complet.*

❖ *Pertinent: Vos objectifs doivent être cohérents avec vos objectifs globaux de bien-être. Si vous souhaitez améliorer votre posture, privilégiez les étirements de la colonne vertébrale et des épaules.*

❖ *Limité dans le temps :* *Fixez une date limite pour vos objectifs. Une chronologie crée un sentiment d'urgence et vous aide à rester concentré. Se fixer un objectif pour améliorer votre équilibre grâce à des étirements au cours des six prochaines semaines, par exemple, vous donne un laps de temps précis avec lequel travailler.*

2. Objectifs à court terme et objectifs à long terme

Il est également nécessaire de trouver un équilibre entre les objectifs à court terme et à long terme. Les objectifs à court terme vous motivent au quotidien, tandis que les objectifs à long terme vous donnent du sens à atteindre. Les objectifs à court terme peuvent inclure des étirements trois fois par semaine pendant le mois suivant ou l'amélioration d'un étirement spécifique d'ici la fin de la semaine. Un objectif à long terme pourrait être d'éliminer la raideur dans une zone spécifique ou d'améliorer l'amplitude des mouvements dans un délai de six mois.

CONCLUSION

Alors que vous approchez de la fin de votre voyage vers une plus grande flexibilité, un soulagement de la douleur et un bien-être général, il est essentiel de reconnaître l'importance de votre engagement envers votre santé. Ce livre est plus qu'une simple collection d'étirements et d'exercices ; c'est un guide pour redécouvrir le potentiel de son corps à tout âge. En intégrant ces pratiques à votre routine quotidienne, vous avez fait le premier pas vers un mode de vie plus sain et plus actif, démontrant ainsi que l'âge est véritablement un nombre.

Les bienfaits des étirements vont bien au-delà du physique. Oui, vous avez appris à étendre votre amplitude de mouvement, à améliorer votre posture et à soulager la douleur. Cependant, en cours de route, vous avez acquis un sentiment d'autonomisation, de contrôle et de résilience. Ce voyage consiste autant à nourrir votre esprit et votre esprit qu'à prendre soin de votre corps.

L'un des thèmes les plus importants de ce livre a été le concept de cohérence. Les étirements, comme toute autre forme d'exercice, nécessitent une pratique constante pour produire des résultats durables. Il ne s'agit pas de repousser ses limites en une seule séance, mais de faire de petits progrès constants chaque jour. Les mouvements doux que vous avez effectués visent à augmenter progressivement la flexibilité et la force, à réduire la douleur et à améliorer votre qualité de vie.

S'étendre dans votre routine quotidienne établit une habitude qui peut vous aider à rester actif, mobile et indépendant. Que vous ayez découvert une routine matinale qui booste votre énergie ou une pratique du soir qui soulage le stress avant de vous coucher, la cohérence sera la clé de votre réussite. Même les jours où vous ne vous sentez pas motivé, rappelez-vous que chaque mouvement compte. Continuez à vous montrer et les récompenses viendront.

Tout au long de ce parcours, vous avez appris à écouter votre corps et à répondre à ses besoins changeants. Ceci est particulièrement important à mesure que nous vieillissons, car notre corps a besoin de plus d'attention et de soins. Les étirements de ce livre ont été conçus pour s'adapter à différents niveaux de mobilité, vous permettant de sélectionner les mouvements les plus appropriés à vos capacités actuelles.

La flexibilité n'est pas un concept unique, et il est essentiel de savoir où vous en êtes actuellement. Certains jours, vous vous sentirez plus flexible et plus énergique, tandis que d'autres peuvent nécessiter des mouvements plus lents. Cette prise de conscience et cette volonté d'adaptation sont des outils puissants qui vous aideront non seulement dans votre routine d'étirements mais dans tous les aspects de votre vie.

Les étirements soulagent la douleur, ce qui est probablement l'un des aspects les plus gratifiants de ce voyage. De nombreuses personnes âgées souffrent de douleurs chroniques dues à des affections telles que l'arthrite, la raideur articulaire ou la contracture musculaire. Vous avez découvert que des étirements réguliers sont un analgésique efficace, réduisant l'inflammation, améliorant la circulation et soulageant les tensions musculaires.

Les techniques que vous avez apprises peuvent être votre solution de prédilection lorsque vous vous sentez mal à l'aise. Au lieu de prendre des analgésiques, vous pouvez désormais gérer vos symptômes de manière naturelle et efficace. S'étirer régulièrement peut vous aider à éviter les douleurs récurrentes et à vivre une vie plus active et plus épanouissante.

L'un des avantages les plus importants de l'inclusion des étirements dans votre routine quotidienne est qu'ils améliorent votre posture et votre équilibre. En vieillissant, nous développons une mauvaise posture, qui entraîne des maux de dos, une mobilité réduite et un risque accru de chute. Les étirements de ce livre ont été conçus pour contrecarrer ces effets, vous permettant de vous tenir plus grand et de bouger avec plus de confiance.

En vous concentrant sur les étirements de la colonne vertébrale, des épaules et des hanches, vous avez renforcé les muscles qui soutiennent une bonne posture. Vous avez également amélioré votre équilibre, ce qui est essentiel pour éviter les chutes et rester indépendant en vieillissant. Continuez à pratiquer ces mouvements régulièrement et vous récolterez les bénéfices d'une meilleure posture et d'un meilleur équilibre pendant de nombreuses années.

Les étirements sont plus qu'une simple activité physique ; c'est une forme de soins personnels qui favorise la santé mentale et émotionnelle. Tout au long de ce voyage, vous avez appris à vous connecter avec votre corps en pleine conscience, en prêtant attention à la sensation de chaque étirement et en vous concentrant sur votre respiration. Cette pratique de pleine conscience vous a probablement aidé à réduire le stress, à vous détendre davantage et à retrouver le calme dans votre vie quotidienne.

Pendant que vous poursuivez votre routine d'étirements, n'oubliez pas de saisir cette opportunité d'introspection et de clarté mentale. Permettez-vous d'être présent dans l'instant présent, sans distractions ni soucis. Les étirements peuvent devenir une pratique méditative, où vous vous concentrez uniquement sur vous-même et votre bien-être. Vous vous sentirez globalement mieux si vous nourrissez à la fois votre esprit et votre corps.

Avoir un système de soutien est l'un des facteurs de motivation les plus puissants pour suivre votre routine d'étirements et rester actif. Que vous ayez rejoint un cours d'étirement local, partagé votre voyage avec un ami ou découvert une communauté en ligne de personnes partageant les mêmes idées, la connexion avec les autres peut vous apporter encouragement, motivation et responsabilisation.

N'ayez pas peur de tendre la main, de partager vos progrès et d'inviter les autres à vous rejoindre dans ce voyage. Construire un réseau de soutien vous gardera non seulement motivé, mais incitera également les autres à adopter un mode de vie plus sain. Ensemble, vous pouvez célébrer les réalisations de chacun et continuer à vous renforcer, tant individuellement qu'en tant que communauté.

Le vieillissement est un processus naturel, mais cela n'implique pas que vous devez accepter une vie d'inconfort ou de limites. Vous avez découvert que les étirements peuvent vous aider à rester actif, flexible et sans douleur jusqu'à l'âge d'or. Vous avez démontré qu'il n'est jamais trop tard pour commencer un nouveau chapitre en matière de soins personnels, ce dont vous pouvez être fier.

Prendre en charge votre santé ajoute non seulement des années à votre vie, mais cela ajoute également de la vie à ces années. Vous vous offrez la vitalité, l'indépendance et la confiance, vous permettant de savourer chaque instant. Acceptez ce voyage avec gratitude et fierté, sachant que vous pouvez influencer votre avenir.

En terminant ce livre, rappelez-vous que ce n'est que le début de votre voyage vers une flexibilité et un bien-être tout au long de votre vie. Continuez à essayer de nouveaux étirements, des mouvements plus avancés et différentes routines pour que les choses restent intéressantes. Votre corps continuera à changer, tout comme votre technique d'étirement.

Si vous êtes prêt à passer au niveau supérieur dans votre pratique, envisagez d'autres formes de mouvement comme le yoga, le tai-chi et le Pilates. Ces activités peuvent compléter votre routine d'étirements et apporter encore plus de bienfaits à votre force, votre équilibre et votre santé générale.

Votre dévouement à vous étirer et à maintenir votre flexibilité démontre votre engagement à vivre une vie pleine et dynamique. Vous avez découvert que vous pouvez contrôler votre santé, quel que soit votre âge. Les exercices et techniques présentés dans ce livre vous aideront à continuer à développer votre force, à soulager la douleur et à améliorer votre qualité de vie.

Continuez à bouger, à vous étirer et à vous mettre au défi. Permettez que cela vous rappelle que vous êtes capable de bien plus que vous ne le pensiez auparavant. Embrassez chaque jour avec curiosité, joie et gratitude pour l'incroyable cadeau qu'est votre corps.

Place à un avenir plein de santé, de bonheur et
d'opportunités illimitées.